ARCHIV FÜR PSYCHIATRIE UND NERVENKRANKHEITEN

HERAUSGEGEBEN VON

G. ANTON-HALLE, H. BERGER-JENA, O. BINSWANGER-JENA, K. BON-HOEFFER-BERLIN, O. BUMKE-MÜNCHEN, O. FOERSTER-BRESLAU, R. GAUPP-TÜBINGEN, A. HOCHE-FREIBURG i. B., E. MEYER-KÖNIGSBERG, J. RAECKE-FRANKFURT a. M., E. SCHULTZE-GÖTTINGEN, E. SIEMER-LING-KIEL, W. SPIELMEYER-MÜNCHEN, G. STERTZ-KIEL, A. WESTPHAL-BONN, R. WOLLENBERG-BRESLAU

REDIGIERT VON

E. SIEMERLING UND O. BUMKE

Sonderdruck aus Band 82, Heft 4.

Adolf Friedemann:
Handbau und Psychose.

SPRINGER-VERLAG BERLIN HEIDELBERG GMBH

1928

ISBN 978-3-662-39045-0   ISBN 978-3-662-40021-0 (eBook)
DOI 10.1007/978-3-662-40021-0

Das   „Archiv für Psychiatrie und Nervenkrankheiten"
erscheint nach Maßgabe des eingehenden Materials zwanglos in einzeln berechneten Heften, die zu Bänden von etwa 50 Bogen vereinigt werden.

Das Honorar beträgt M. 40.— für den 16seitigen Druckbogen. An Sonderdrucken werden den Herren Mitarbeitern von jeder Originalarbeit sowie von Übersichts-Referaten im Umfange von nicht mehr als 24 Druckseiten bis 100 Exemplare, von größeren Arbeiten bis zu 60 Exemplare kostenlos geliefert. Doch bittet die Verlagsbuchhandlung, nur die zur tatsächlichen Verwendung benötigten Exemplare zu bestellen. Über die Freiexemplare hinaus bestellte Exemplare werden berechnet. Die Herren Mitarbeiter werden jedoch in ihrem eigenen Interesse gebeten, die Kosten vorher vom Verlage zu erfragen.

Manuskriptsendungen werden erbeten an

Herrn Geh. Med.-Rat Professor Dr. Siemerling, Charlottenburg 9, Rüsternallee 8,
Herrn Geh. Med.-Rat Professor Dr. Bumke, München, Nußbaumstraße 7.

Im Interesse der unbedingt gebotenen Sparsamkeit wollen die Herren Verfasser auf knappste Fassung ihrer Arbeiten und Beschränkung des Abbildungsmaterials auf das unbedingt erforderliche Maß bedacht sein.

Verlagsbuchhandlung Julius Springer.

(Aus der Psychiatrischen und Nervenklinik Freiburg i. Br. [Direktor: Geheimrat *Hoche*].)

Handbau und Psychose.

Von

Adolf Friedemann,

Abteilungsarzt der Klinik.

Mit 15 Textabbildungen.

(Eingegangen am 6. September 1927.)

Inhaltsverzeichnis.

Vorbemerkungen.

Die Konstitutionslehre hat dank dem großen Wurfe *Kretschmers* in den letzten Jahren erheblich an Interesse gewonnen Der Gedanke, Körperbau und Charakter in Beziehung zu setzen, geht bereits durch die Jahrtausende. Schon Aristoteles versuchte, Ähnlichkeiten von Menschen mit bestimmten Tieren aufzuzeigen. Im Sprachschatz der meisten Völker finden sich massenhaft Beispiele solcher Betrachtungsweise. Das Schafsgesicht des Dummen, der Stiernacken des Starken und viele ähnliche Bezeichnungen lassen sich leicht als das populäre Bestreben ausdeuten, Charakterbeziehungen zum Körperbau aufzustellen.

Eines wurde jedoch all solchen Versuchen zu einer großen Gefahr. Es ist dies das zu starke Gebundensein an die äußerlichste Form, die leicht zu kritikloser Hinnahme von folgeunrichtigen Vergleichen führt; das mag es wohl von jeher gewesen sein, was all diesen Versuchen der Chiromantie und Physiognomik zum Schicksal geworden ist.

In der vorliegenden Arbeit handelt es sich nun nicht darum, chiromantische Spekulationen nachzuprüfen.

Vielmehr sollten ganz vorurteilslos Hände verglichen werden, die verschiedenen Individuen zugehörten, die charakterologisch und klinisch ein auffallendes Bild zeigten. Es ist selbstverständlich, daß für eine solche Untersuchung nach Möglichkeit die Übergänge der einzelnen Formen ausgeschaltet werden mußten, wenn man etwa nach Art einer klinischen Vorlesung Typen herausschälen wollte.

Was konnte da näherliegen — besonders nach den Untersuchungsergebnissen *Kretschmers* —, als die Angehörigen der beiden großen Krankheitsgruppen des schizophrenen und des zirkulären Irreseins nun auch auf ihre Hände zu untersuchen?

Als wesentlichste Aufgabe ergab sich also, zu untersuchen, ob Struktur und Motorik der Hände in einer ganz bestimmten Weise charakterisiert werden können, und ob Struktur und Motorik der Hände bei den Angehörigen des schizophrenen und des zirkulären Irreseins gut faßbare Merkmale aufweisen.

Befunde in solcher Art erhoben, sind stets wieder nachzuprüfen. Hier, wie bei den *Kretschmer*schen Arbeiten, besteht so jederzeit die Möglichkeit, die Untersuchungsergebnisse an den Händen mit den psychiatrischen Diagnosen nachprüfend zu vergleichen.

Ohne zunächst irgendwie durch Literatur beeinflußt zu sein — mit Ausnahme des *Kretschmer*schen Standardwerkes wußte ich 1923 nichts von Literatur über diese Dinge —, wurden die Untersuchungen begonnen. Erst nachdem ich meine Untersuchungen bereits ausgewertet hatte, begann ich das Studium der Literatur. Vieles war schon, wie ich feststellen konnte, von anderen Untersuchern bemerkt worden, was mir die eigenen Beobachtungen ergeben hatten.

Meine Arbeit stellte mich also im Engeren vor die Aufgabe, auf wesentliche Unterschiede in der Handbildung bei Schizophrenen und Manisch-Depressiven zu fahnden.

Das Thema wäre an sich spekulativ genug, um zu Feststellungen zu verführen, die über das objektiv Zulässige hinausgehen könnten. Um Täuschungsmöglichkeiten weniger ausgesetzt zu sein, wurde die Form der statistischen Gegenüberstellungen der einzelnen Ergebnisse gewählt. Jede freiere oder „symbolisierende" Deutung wurde zunächst verschmäht. Oben wurde schon die Nachprüfbarkeit der Befunde in den Vordergrund der Erwägungen gestellt. So wurde bereits von Anfang an das Auftreten spekulativer Tendenzen erschwert.

Verschiedene Versuche, mich mit „Chiromanten von Beruf" in Verbindung zu setzen, um so eine Kritikmöglichkeit auch von der anderen Seite her zur Hand zu haben, schlugen leider zum größten Teile fehl.

Technik.

Was mir an Vorkenntnissen bei Beginn der Untersuchungen fehlte, kam der Objektivität der Feststellungen zugute. Ich versuchte, mir darüber klar zu werden, was man an Händen im Besonderen alles an grob sichtbaren und meßbaren Merkmalen finden könnte. Hinzu kam die Notwendigkeit, einen kurzen Auszug aus der Krankengeschichte stets zur Verfügung zu haben. So entstand folgendes Schema (zum Teil in Anlehnung an *Kretschmer*).

A. Allgemeinstatus.

Name des Patienten und Alter.
Beruf.
Bildungskreis und Erziehung (Milieu).
Allgemeiner Körpereindruck (Verhältnis zum Händeeindruck.)
Herz und Gefäße (war besonders bei Uhrglasnägeln, Trommelschlägelfingern, Ostéoarthropathie pneumique-hypertrophiante usw. zu berücksichtigen).
Erster Beginn der Geistesstörung.
Kurzer Entwicklungslauf des Patienten.
(Psychische Anomalien, Gefühls- und Geschlechtsleben, besondere Begabung.)

B. Untersuchungsschema der Hand.

a) Form und Eindruck.

groß mittel klein

Maskulin oder athletisch (mittelschmal bis breit, knochig, grobgliedrig, mitunter auch noch gedrungen und hart).
Feminin oder asthenisch (schmal, biegsam, feingliedrig, mitunter auch noch schlaff und weich).
Infantil (dysplastisch).
Pyknisch (runde, weiche Formen).
Hand mit Ansatz am Arm (durch Zeichnung dargestellt).
Einzelne Finger und Größenverhältnisse der einzelnen Phalangen zueinander.
Fingergelenke — angeborene Ankylosen? —.
Fingerkuppen (zugespitzt, mittel, verdickt).
Nagelansatz.
Form des Nagels („Uhrglas", Sprenkelung, Riffelung, Flecke).
Farbe des Nagels.
Fettpolster.
Ganglien?
Exostosen?

b) Handhaut.

durchsichtig	mittel	gedeckt
glatt	,,	rauh
elastisch	,,	unelastisch
dünn	,,	dick
zart	,,	derb
schlaff	,,	gespannt

c) Durchblutung der Handhaut und der Nägel.

	feucht	mittel	trocken
z. B.	bläulich	dunkelrot	blaß
	warm	mittel	kalt

30*

d) Muskelbild (Lumbricales und Interossei).
   Ausbildung der „Berge" (d. h. der palmaren Erhebungen des Handtellers am Fingeransatz).
e) Form und Sichtbarkeit der Venen des Handrückens und Angaben ihrer Teilungsstellen (durch Zeichnung dargestellt).
f) Form der Hautfalten der Palma (durch Zeichnung dargestellt).

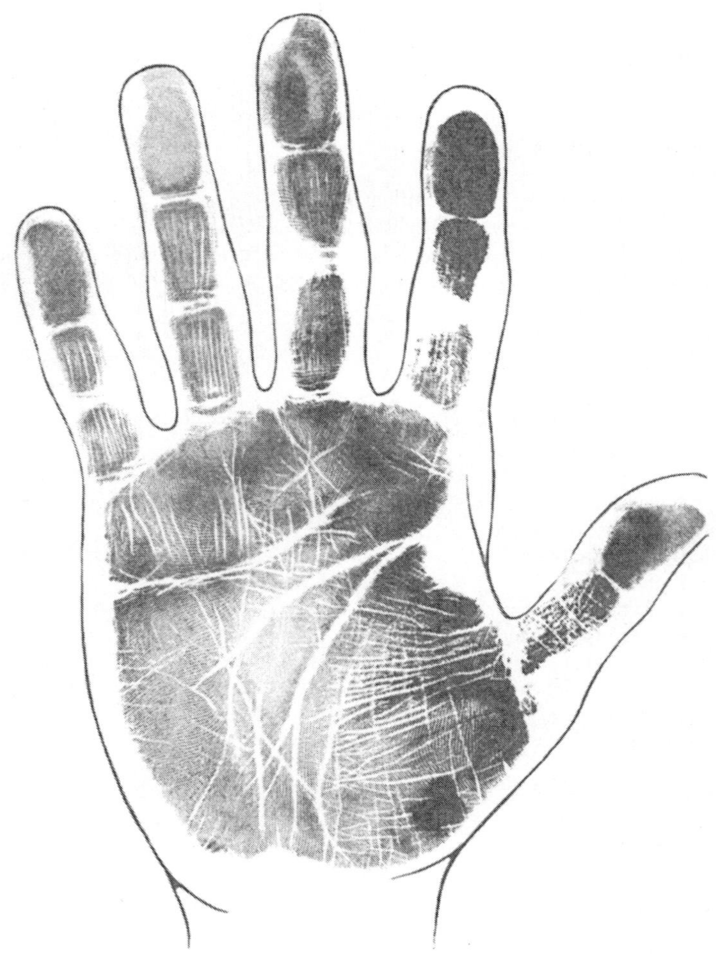

Abb. 1.

g) Behaarung der Hand.
h) Messung der Handlänge.
   Messung der breitesten Teile der Hand und Angabe ihrer Lage.
i) Messung der Metacarpo-Phalangealgelenke ohne Daumen.
j) Messung der einzelnen Phalangen.
k) Angabe von oben nicht bemerkten auffälligen Besonderheiten.

C. Kurze Schilderung der Ausdrucksbewegungen der Hand
(Motorik; Art, die Hand zu geben; normale Ruhehaltung der Hand).

Während zuerst die Form rein zeichnerisch wiedergegeben wurde, gelang es später unter Verwendung des Fingerabdruckverfahrens, wie es bei dem polizeilichen Erkennungsdienst Freiburg[1] üblich ist, bessere, naturgetreue und individuelle Händeabdrücke zu gewinnen (Abb 1).

Die Technik ist folgendermaßen. Man bestreicht die ganze volare Hand- und Fingerfläche der Versuchsperson unter Verwendung einer kleinen Gummiwalze möglichst gleichmäßig dünn mit Druckerschwärze, die mit Petroleum nicht allzu flüssig angerührt worden ist, und läßt dann die geschwärzte Hand gleichmäßig gegen einen Bogen mittelstarken Papieres abrollen. Um trotz des ungleichmäßigen Niveaus des Handtellers einen guten Abdruck zu gewinnen, empfiehlt es sich, den zu bedruckenden Bogen mit mehreren Lagen Papiers zu unterlegen. Man erhält so sehr schöne, plastisch wirkende Bilder (siehe Abb. 1). Die Druckerschwärze läßt sich von der Handhaut mit warmem Seifenwasser unter Bürsten nicht allzu schwer wieder entfernen.

Jedem Handabdrucke fügte ich also ein ausgefülltes Untersuchungsschema bei. Untersucht wurden 30 männliche Schizophrene, 25 weibliche Schizophrene, 25 männliche Zirkuläre, 20 weibliche Zirkuläre.

Die untersuchten Patienten waren klinisch einwandfrei zu diagnostizieren. Es handelte sich um klare Fälle, die sich auf die einzelnen Untergruppen folgendermaßen verteilten:

Schizophrenien.

Hebephrenie	10 ♂	8 ♀
Katatonie	10 „	8 „
Paranoide Demenz	5 „	5 „
Schizophrenia simplex	5 „	4 „

Zirkuläre Psychosen.

rein manische Form	6 „	5 „
rein depressive Form	15 „	13 „
wechselnd manisch-depressiv	4 „	2 „

Ergebnisse.

Bei der Auswertung der Statistik dürfte zunächst am meisten interessieren, wie sich die Hände im besonderen zu den *Kretschmer*schen Angaben verhielten. Im wesentlichen kommt es unter Berücksichtigung des veränderten untersuchten Gegenstandes auch hier auf eine Bestätigung der *Kretschmer*schen Angaben im kleinen heraus. Die unten angewandten Konstitutionsbezeichnungen sind im allgemeinen so zu zu verstehen, wie sie *Kretschmer* definiert.

---

[1] Den Beamten des Freiburger Erkennungsdienstes bin ich für ihre liebenswürdige Bereitwilligkeit zu besonderem Danke verpflichtet.

Leptosom als „geringes Dickenwachstum bei durchschnittlich unvermindertem Längenwachstum". *Athletisch* als ein Typ, bei dem „der trophische Akzent oft auf den Extremitätenenden" (hier also Phalangen) liegt, „die in einzelnen Fällen fast ans Akromegale anklingen können". Als „*pyknischer Handtyp*" wurde eine Hand bezeichnet, die in überwiegendem Maße den Pyknikern, wie sie *Kretschmer* schildert, zugehörte. Diese Hand zeigte bei rundlichen Formen ein Ebenmaß zwischen Fingern und Handteller in Länge und Breite. Die grobe Knochenzeichnung war durch Fett- und Muskelpolsterung harmonisch verkleidet. Übergangsformen der einzelnen Typen werden später Erwähnung finden.

Was das Größenverhältnis der Hände zum Körper betrifft, so ergab sich nachträglich als Mangel meiner Statistik, daß nur allgemein angegeben wurde, ob die Hände proportioniert erschienen oder nicht (zu groß, normal, zu klein). Im Interesse der Exaktheit wäre allerdings die genaue Angabe der Körperlänge von Vorteil gewesen, um besser vergleichen zu können. Da es sich bei dieser Arbeit im wesentlichen aber nur um einen allgemeinen Vergleich mit der *Kretschmer*schen Konstitutionslehre handeln konnte, so erschien das Augenmaß als ausreichend. Wie empfindlich das Auge übrigens für Differenzen, sowohl in der Proportion, wie im absoluten Maße, an oft gesehenen körperlichen Dingen geschult ist, geht daraus hervor, daß dem Durchschnittsauge ein Umfang von 16—17 cm am Unterarm-Handwurzelgelenk bei einem Menschen von durchschnittlicher Größe und Handbreite als schmal, ein solcher von 18—19 cm bereits als breit erscheint. Unterschiede des Umfanges um nur wenige *Millimeter* fallen bereits so stark auf, daß sie der Unbefangene stets stark zu überschätzen geneigt ist. Die zu geringe Empfindlichkeit der „objektiven Messung" für solche Differenzen charakterisiert *Kretschmer* in dem hübschen Wort „das Bandmaß sieht nicht".

Im folgenden werden sich noch einige Sonderbezeichnungen für die Hände als nötig erweisen, die in der *Kretschmer*schen Terminologie nicht vertreten sind. Diese Bezeichnungen werden an entsprechenden Stellen nähere Erklärungen erfahren.

Hände bei Schizophrener.

Bei Schizophrenen fand sich sehr häufig eine Hand von „femininer" Form, die gleichwohl oft auch bei Männern vorkommt. Es ist dies eine Hand, die man vielleicht als „*Aristokratenhand*" (Abb. 2 a - d)[1] bezeichnen

---

[1] Bei den Photographien ließ es sich leider nicht möglich machen, alle Bilder unter den gleichen Bedingungen aufzunehmen. Die Röntgenbilder entsprechen jedoch alle den genauen Größenverhältnissen, so daß sie gute Vergleichswerte bieten.

Zur Handhaltung ist zu bemerken, daß den Patienten darüber nichts gesagt worden ist. Vielmehr nahm jeder Patient spontan die ihm gerade liegende Handhaltung ein.

könnte. Der Name bedeutet wohl schon für jeden klar, wie sich diese Hand darstellen mag. Lang und schmalgliedrig ist sie in gewissem Sinne wohl das Vorbild für die *Kretschmer*sche Definition des Leptosomen gewesen. Die Haut selbst ist häufig blaß, vielleicht infolge

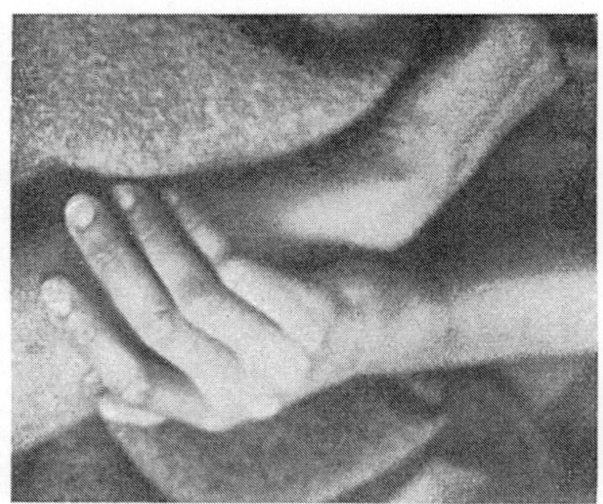

Abb. 2a.

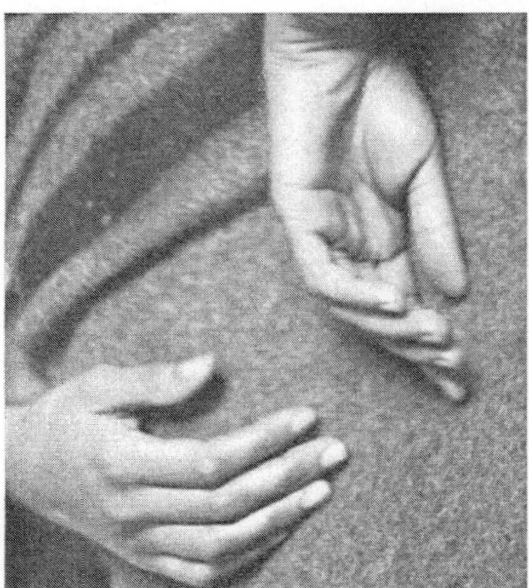

Abb. 2b.

Abb. 2a—d. Schm., weiblich, Katatonie, 21 Jahre, Kontoristin.

Es handelt sich hier um rein asthenische Hände. Die etwas erschlaffte Haltung auf der Photographie ist darauf zurückzuführen, daß die Aufnahme bei der hocherregten Patientin im Schlaf gemacht werden mußte. Im Röntgenbild kommt sehr schön das Größenverhältnis der Endphalangen heraus, die Tendenz zur Längenentwicklung bei geringerer Breitenentwicklung und selbst hier (der Patientin wurde keinerlei Handhaltung vorgeschrieben) die gelöste Motorik. Beachtenswert ist auch noch die Nagelbildung, bei Abbildung 2b ist auch die Fleckung sichtbar.

Abdruck des rechten Handtellers von 2. Die langgestreckte Rechteckform ist hier deutlich. Zarte Anordnung der Linien.

des Capillarspasmus, den wir bei Schizophrenen so überaus häufig finden (vgl. *Otfried Müller*, zitiert bei *Kretschmer*). Ein feingezeichnetes Venennetz bedeckt den Handrücken, auf dem die Strecksehnen überaus deutlich heraustreten. Meist genügt schon ein lässiges Hängenlassen der Hand, um die Venen deutlich hervortreten zu lassen, die sich meist an der Rückseite der Mittelhand distalwärts zu in einige weitere Äste aufspalten, die jedoch immer deutlich sichtbar bleiben. Die Finger sind feingegliedert. Die Phalangen sind langgezogen, die Länge der Einzelphalangen erreicht in extremen Fällen das Drei- bis Dreieinhalbfache ihrer Breite. Häufig sind gerade bei dieser Handform die Interphalangealgelenke „knotig" aufgetrieben.

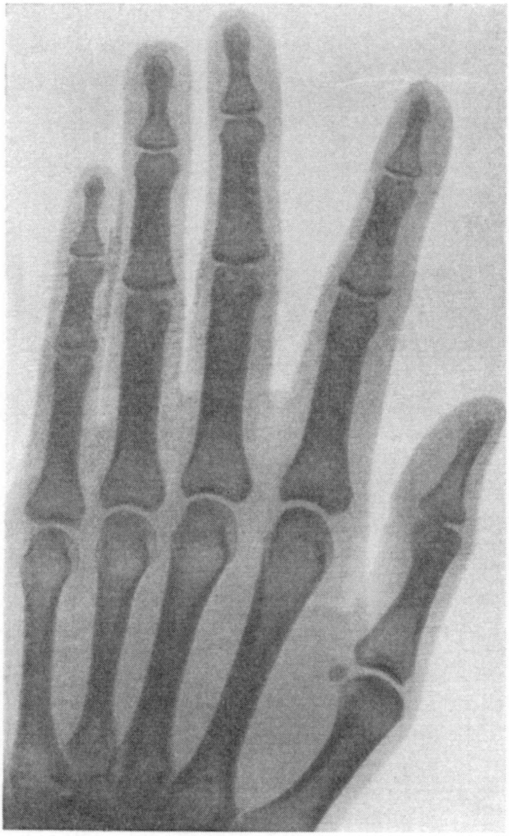

Auf Einflüsse der Arbeit auf Hände im allgemeinen werde ich noch bei den zirkulären Händen zu sprechen kommen. Hier nur so viel, daß man nur zu geneigt ist, diesen Einfluß zu überschätzen.

Eine Verbreiterung der distalen Enden der Finger fand sich auffallend häufig bei den untersuchten Katatonen (in 12 Fällen = 62%)[1]. Nie fand sich im untersuchten Material bei ausgesprochen katatonen Frauen eine Hand, wie ich sie unten unter dysplastisch infantil zu schildern versuche.

Gemeinsam ist den eben geschilderten „Aristokratenhänden" mit dem jetzt zu besprechenden „*athletischen*" (Abb. 3, 4 u. 5) Handtyp die Länge aller Finger, die die Breite des Handtellers um ein Erhebliches überwiegt, eine Feststellung, die sich in etwa 72% der untersuchten Fälle machen ließ. Bei den aristokratischen Händen war die maximale Breite in der Fingergrundgelenkshöhe meist breiter als die maximale Breite der Mittelhand, die sich allmählich gegen den Arm zu verjüngte. Die Breite

Abb. 2c.

---

[1] An solch einer „Spatelhand" wollen nun die Handdeuter Leute erkennen, die einen ausgeprägten Sinn für Ordnung und technische Konstruktion haben. Gewiß eine interessante Parallele, die zu denken gibt.

der athletischen Hand dagegen entsprach in Fingergrundgelenkshöhe etwa der maximalen Breite der Mittelhand, die fast hier rechtwinklig gegen den Unterarm hin verlief. Schon hieraus entstand ein Eindruck, der die athletische Hand der Aristokratenhand gegenüber als ärmlicher differenziert erscheinen ließ.

Der athletische Handtyp erinnert in seiner ganzen Form an eine Hand, wie sie häufig bei altgriechischen Skulpturen, besonders an He-

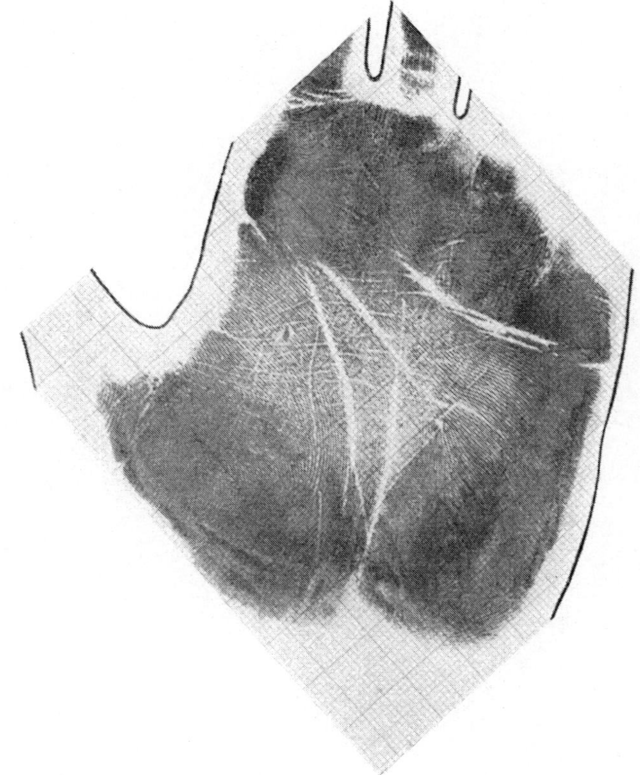

Abb. 2d.

raklesdarstellungen, zu finden ist. Der Knochenbau, besonders der Phalangen, erscheint weniger ausgedrechselt. Die Finger streben von den Grundgelenken häufig in gerader Verlängerung der Handwurzelknochen aufwärts. Die einzelnen Phalangen erscheinen eckiger als bei den Aristokratenhänden. Das Verhältnis der Breite zur Länge ist so verschoben, daß die Länge häufig nur das Doppelte bis Zweieinhalbfache der Breite ausmacht. Die Nägel sind breitgefalzt (eine gewisse Ähnlichkeit mit dem Nagelfalz der später zu besprechenden Zyklikerhände ist häufig vorhanden). Die Länge der Nägel überwiegt die Breite um etwa das Doppelte, jedoch ist es nicht selten, daß die Proportion bis nahe an 1 : 1 herangeht.

Die Fingerkuppen erscheinen häufig viereckig. Zugespitzte oder verdickte Fingerkuppen sind selten, am häufigsten halten sie die Mitte zwischen beidem (Abb. 6). Die Farbe der Handhaut ist häufig, wie bei den Aristokratenhänden, grau bis rötlichlivide. Das Venenbild auf dem Handrücken ist von sich aus nicht immer gut sichtbar, läßt sich jedoch durch leichte Stauung deutlich machen. Die Haut selbst ist im Gegensatz zu der zarten, dünnen, durchscheinenden „Aristokratenhand" leicht verdickt und hart anzufühlen. Während bei den rein asthenischen Aristokratenhänden die Haut häufig schlaff ist, erscheint sie bei den athletischen derber gespannt. Das Muskelbild erscheint im ganzen gut konturiert, ohne daß sich die einzelnen Muskeln deutlich voneinander abzuheben brauchen. Das Hervortreten isolierter Muskelgruppen (z. B. des Thenar oder des Hypothenar) findet sich häufiger bei den asthenischen Aristokratenhänden. Die

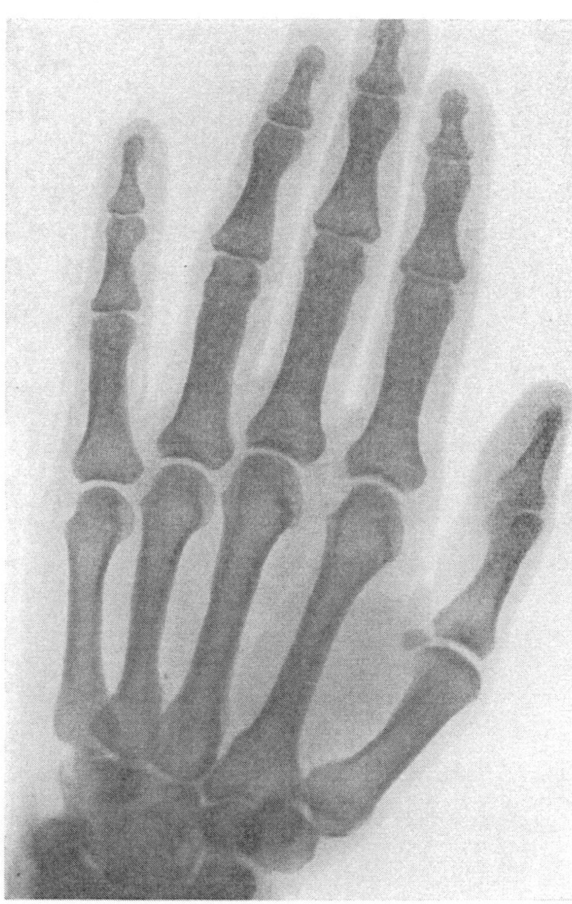

Abb. 3 a.

Abb. 3 a und b. N., weiblich, Katatonie, 39 Jahre, Hausfrau. Dieser Handtyp zeigt im wesentlichen athletische Züge. Ein leichter asthenischer Einschlag ist nicht zu verkennen. An der Motorik ist auch hier die gespreizte manierierte Haltung auffallend. Das Röntgenbild, das in seinen Größenverhältnissen dem Bilde 2c genau entspricht, zeigt etwas gröberen Knochenbau. Auf der Photographie ist die deutliche Sehnenzeichnung auf dem Handrücken, die Nagelkonfiguration und der Armansatz beachtenswert.

palmaren Erhebungen an den Fingergrundgelenken zeigen keine für den athletischen Handtyp bezeichnende Form. Der Verlauf der Hautfalten im Handteller zeigt hier wie bei den anderen Handformen der Schizophrenen im überwiegenden Maße neben der allgemein typischen ═══- Form (eines liegenden M) eine weitere Linienanordnung, die von der Handwurzel her gegen die Fingergrundgelenke zu verläuft, so daß es zu einer oder mehreren, fast

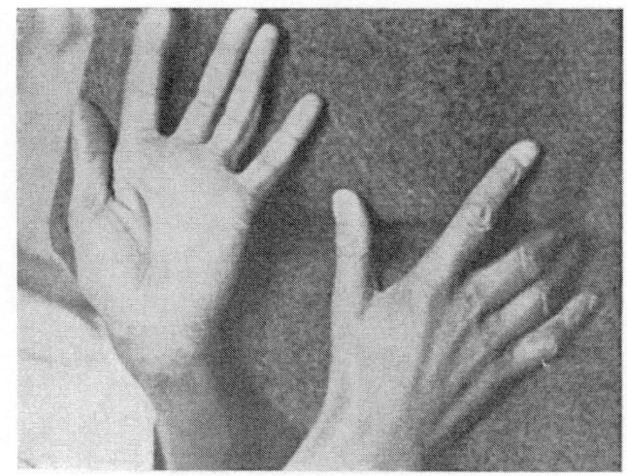

Abb. 3b.

senkrechten Schnittlinien mit den vorerwähnten Hautfalten kommt. Die Angabe genauer durchschnittlicher, absoluter Maße erfolgt weiter hinten in der Zusammenstellung. Der Wert dieser Messungen ist naturgemäß nur ein sehr beschränkter, *da alles auf die Proportionen ankommt*, um den Eindruck zu bestimmen.

Es ist jetzt ein Handtyp zu besprechen, der sich bei 21,8 % der untersuchten Schizophrenen fand. Es ist dies eine Hand, die ich ursprünglich *pyknisch-infantil* nannte, besser aber als infantil-dysplastisch bezeichnen möchte, weil sie bei aller scheinbaren Ebenmäßigkeit „dysplastisch" wirkt. Dieser Eindruck, der sich zunächst schwer beschreiben ließ, basierte bei genauer

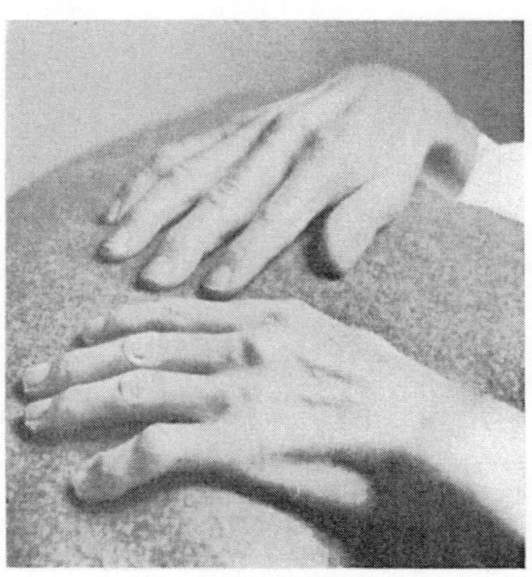

Abb. 4. G., männlich, Katatonie, 45 Jahre, Knecht. Athletische Hand mit stark aristokratischem Einschlag. Deutliche Knotenbildung. Typische Nagelbildung. Gute Sichtbarkeit der Sehnen.

Beobachtung und Messung auf einem Mosaik von Einzelheiten, die, in jedem Einzelfalle wechselnd, in der Gesamtgruppe schließlich doch

immer wiederkehren, so daß es etwas grob erscheinen würde, diese
Hände ohne weiteres nur als dysplastisch oder nur als pyknisch zu

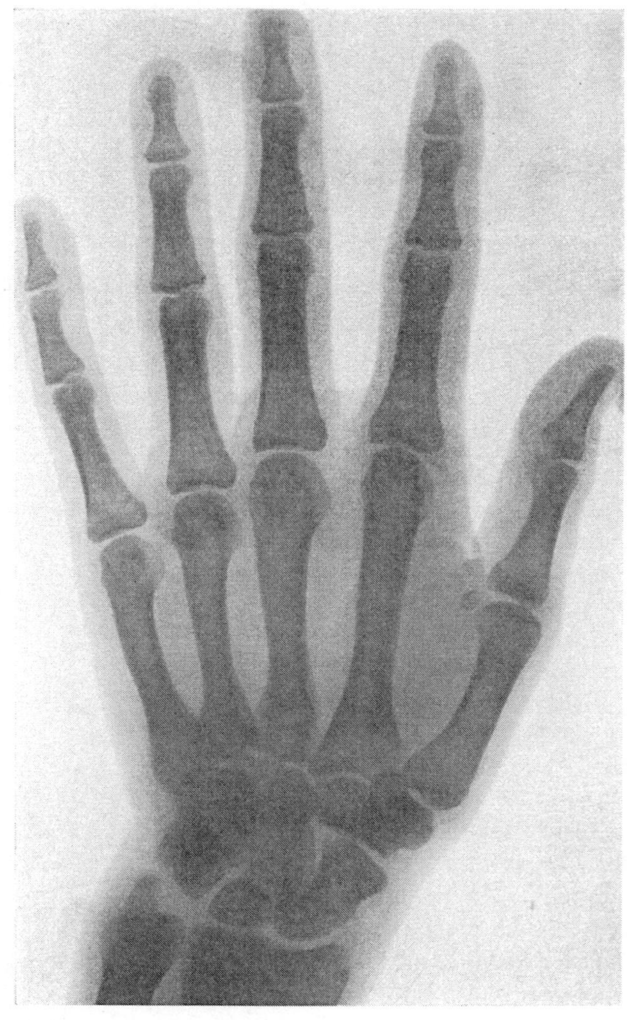

Abb. 5a.
Abb. 5a und b. Schm., männlich, Katatonie, 19 Jahre, Landwirt.
Asthenischer Handtyp mit athletischen Zügen. Deutliche Knotenbildung. Etwas atypisch ist
hier die Entwicklung der palmaren Hautfalten.

bezeichnen. Die Bezeichnung „infantil“ war unvollkommen, weil gerade dieser Handtyp sich nicht ohne weiteres mit infantilem Gesamt-
Habitus zu paaren braucht.

Die *dysplastisch-infantile Hand* ist gekennzeichnet durch eine weiche, rundliche Form, die durch ein gut, meist nicht übermäßig entwickeltes Fettpolster ihren pyknischen Charakter erhält. Im Verhältnis zum Körper wirkt sie aber doch klein und fast zierlich. Dieser Eindruck des Zierlichen wird aber häufig stark beeinträchtigt durch ein etwas undifferenziertes Gefüge der Hand, durch das sie im Gegensatz zu den echten pyknischen Händen etwas Dysplastisches, oder doch Unentwickeltes, erhält (Abb. 7). So bekommt man von diesen Händen leicht den Eindruck des Kindlichen, „Patschigen". Man wird es nach dieser Schilderung schon begreifen, daß es überraschte, eine Hand bei Schizophrenen anzutreffen, die *Kretschmer* — freilich mit Ausnahme der dysplastischen Komponente — im wesentlichen gerade den zirkulären Pyknikern zuzuschreiben scheint. Die eigentlich pyknischen Hände hatten jedoch ein gröberes Gefüge und wirkten im Zusammenhang mit dem eigentlichen Habitus weniger widerspruchsvoll, während die pyknisch-infantilen Hände bei Schizophrenen der vergleichenden Betrachtung mit dem Körper tatsächlich als dysplastische Bildungen erschienen.

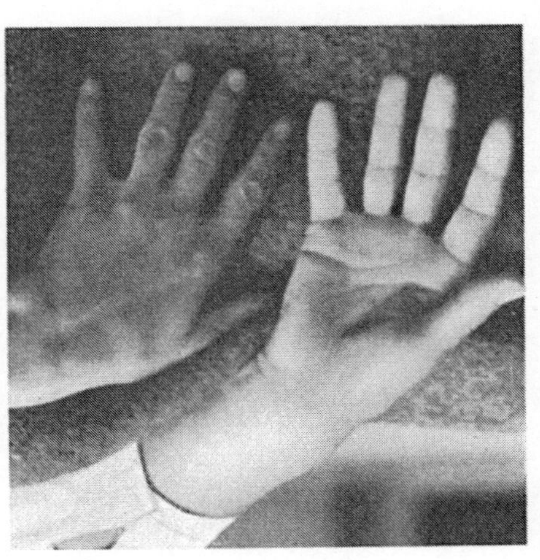

Abb. 5b.

Diese Dysplasie zeigte sich an der Hand selbst in dem Durchblutungsverhältnis der Haut, das dem Handtyp nicht entsprach. Gerade bei den Dysplastikern finden sich im Gegensatz zu den reinen Pyknikern Hände, die zu livider Verfärbung neigen und sich häufig feucht anfühlen. Im Gegensatz zu den athletischen Händen, die häufig an das *Akromegale* anklingen, zeigen diese Hände eine Tendenz zur Seite der *Akromikrie* herüber. Der Ansatz der Hand am Arm zeigt alle Übergänge von der leichtgerundeten Schwingung zu ausgesprochener Kantenbildung. Die einzelnen Finger zeigten einige Male eine Neigung zu Asymmetrien, die schon ungeübten Betrachtern auffielen. Die Endglieder schienen häufig gegen die übrigen Phalangen verkürzt (durchschnittlich nur 2,2 cm gegen einen Gesamtdurchschnitt von 2,4 cm). Angeborene Ankylosen der Fingergelenke — besonders des proximalen Interphalangealgelenkes des fünften Fingers — sind nicht selten zu beobachten. Die *Fingerkuppen* zeigen bei einer Neigung zu leicht ko-

nischer Zuspitzung häufig eine Abflachung der volaren Fläche, die den
Fingern etwas Abgegriffenes gibt. Der *Nagelfalz* zeigt eine unregel-

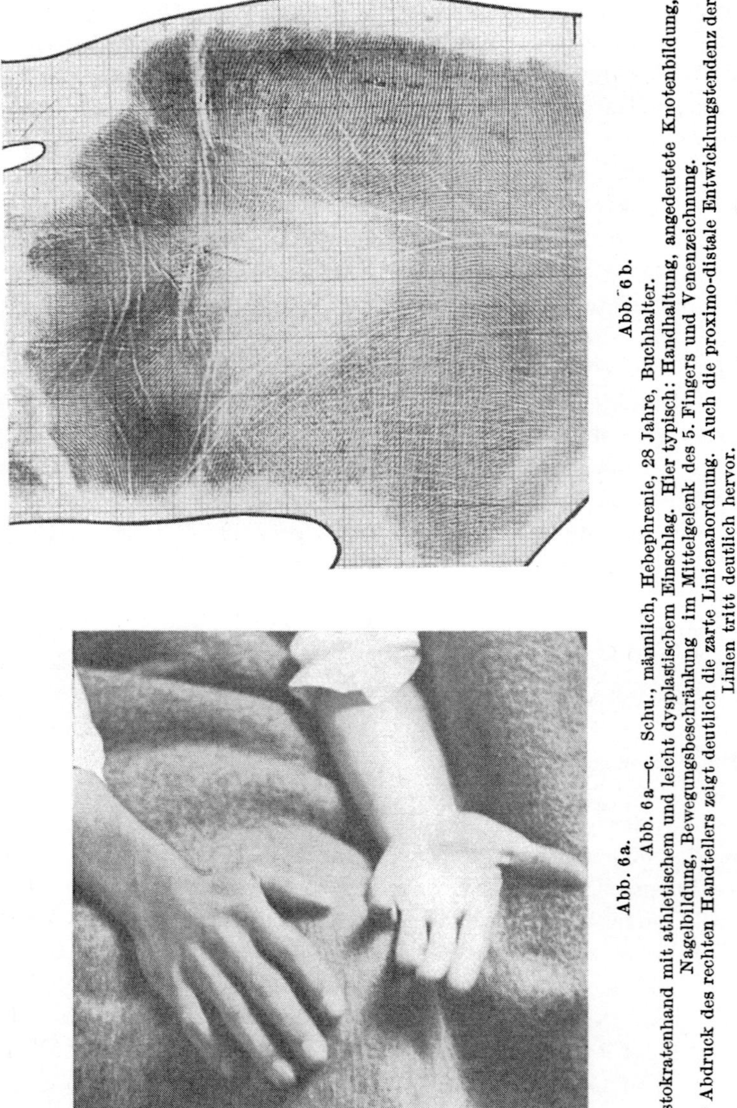

Abb. 6a.　　　　　　　　　　　　　　　　Abb. 6b.

Abb. 6a—c. Schu., männlich, Hebephrenie, 28 Jahre, Buchhalter. Aristokratenhand mit athletischem und leicht dysplastischem Einschlag. Hier typisch: Handhaltung, angedeutete Knotenbildung, Nagelbildung, Bewegungsbeschränkung im Mittelgelenk des 5. Fingers und Venenzeichnung. Der Abdruck des rechten Handtellers zeigt deutlich die zarte Linienanordnung. Auch die proximo-distale Entwicklungstendenz der Linien tritt deutlich hervor.

mäßige Bildung. Selten ist die gleichmäßige Rundung der Pykniker
zu finden, häufiger findet sich ein Anklang an die eckige Form der reinen
Leptosomen (Abb. 8, 9, 10). Meist ist eine ausgesprochene, anscheinend
regellose Mischung beider Formen vorhanden, so daß der Nagelfalz der

verschiedenen Finger verschiedene Bildung zeigt. Das Muskelbild ist verwischt. Die Hand zeigt — auch bei Männern — nur ganz geringe Behaarung. Die palmaren Hautfalten neigen wechselnd stark zur Ausbildung, wie sie bei den athletischen Händen beschrieben worden ist, daß nämlich die liegende M-Form ($\overline{}$) rechtwinklig von einer oder mehreren größeren Linien getroffen wird. Eine Neigung zu kleineren *Exostosen*, die man wohl als eine Zufälligkeit des hier gerade untersuchten Materiales bewerten darf, fand sich verhältnismäßig häufig. Fast in allen Fällen fand sich eine *Bewegungseinschränkung* des proximalen Interphalangealgelenkes des fünften Fingers, so daß nur eine Streckung bis zu etwa 100° möglich war.

Es ist nicht ohne Interesse, daß sich gerade diese „dyspla-

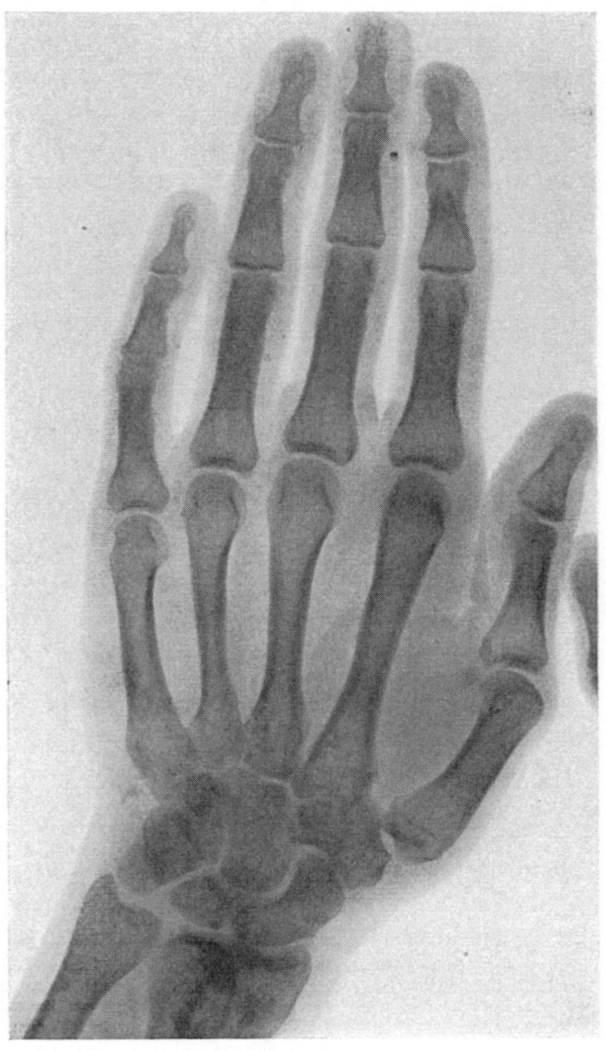

Abb. 6c.

stisch-infantilen" Hände besonders häufig bei hebephrenen Frauen fanden. Achtmal handelte es sich bei Frauen und zweimal bei Männern um Fälle, die eine Zeitlang klinisch differential-diagnostische Schwierigkeiten geboten hatten. Es waren Patienten, die wiederholt zur Aufnahme gekommen waren, und bei denen es bei den ersten Aufnahmen unsicher gewesen war, ob es sich um erste Phasen von manisch-depressivem Irresein oder bereits um beginnende hebephrene Schübe handelte. Diese Beobach-

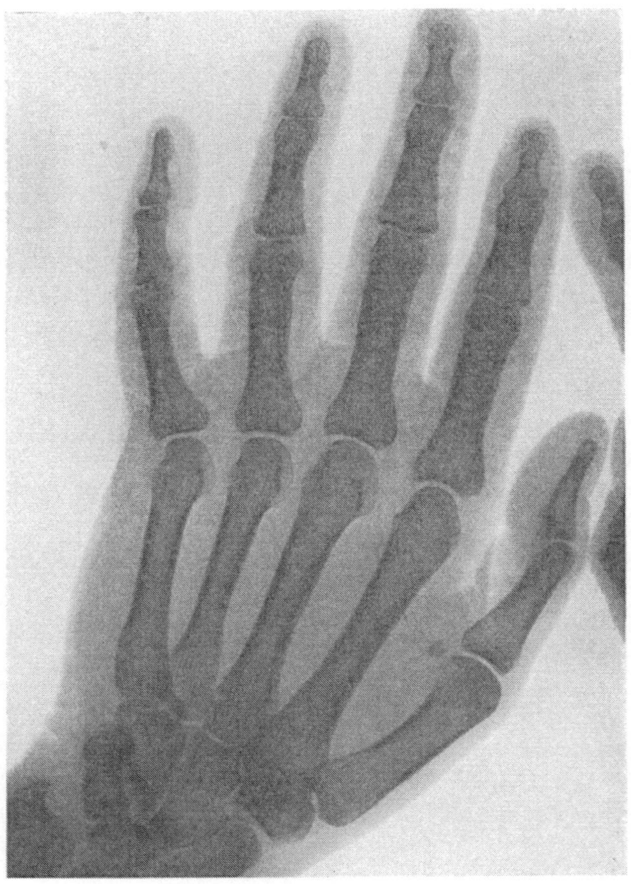

Abb. 7a.

Abb. 7. Bi., weiblich, Paranoid, 39 Jahre, Hausfrau.
Dysplastisch-infantile Hand. Das Röntgenbild entspricht in seinen Proportionen, genau wie die beiden vorhergehenden, der Natur. Die stärkere Tendenz zur Entwicklung nach radio-ulnar auf Kosten der Länge ist deutlich. Beachtenswert ist das Mittelgelenk des 5. Fingers, dessen Bewegungsbeschränkung auf Röntgenbild und Photographie deutlich heraustritt. Auch hier sind, wie bei den vorhergehenden Fingern, Nagelbildung und Handhaltung zu beachten.

tung ergab einen wertvollen Schlüssel für die Auswertungsmöglichkeiten der Statistik. Es war nämlich eine an sich auffallende Verteilung von kleineren Details vorhanden, die sich in der Statistik scheinbar gleichmäßig durch die beiden untersuchten psychiatrischen Formenkreise hindurchzogen. So ließen sich bestimmte Zustandsbilder herauskrystallisieren, die im wesentlichen den einzelnen Formen der Schizophrenie oder des manisch-depressiven Irreseins entsprachen, die sich aber durch eine Gemeinsamkeit gewisser Einzelheiten kennzeichneten.

Schon bei den Aristokratenhänden war die häufige knotige Auftreibung der Interphalangealgelenke erwähnt. Diese Knotenbildung gemeinsam mit einer Verbreiterung der distalen Fingerenden fand sich verhältnismäßig oft bei Katatonen. Gerade die Hände katatoner Frauen erhalten durch diese Betonung der Finger im Gegensatz zum Handteller etwas Maskulines. Nicht ein Mal fand sich bei katatonen Frauen eine Hand, wie sie oben als dysplastisch-infantil geschildert worden ist. Hingegen ließ sich gerade bei den Hebephrenen — hier wieder besonders häufig bei den Frauen —jegliche Knotenbildung vermissen. Soweit die Hände hebephrener Frauen nicht einen deutlich dysplastisch-infantilen Einschlag zeigten, neigten sie zum athletischen, nie — an dem hier untersuchten Material — zum asthenischen Typ hinüber.

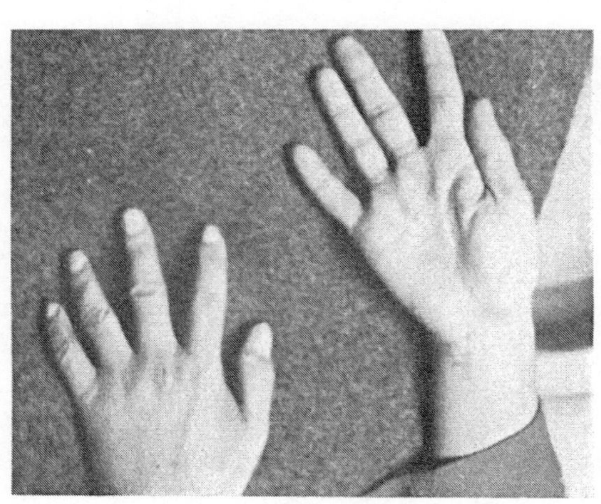

Abb. 7b.

An den Händen ließ sich ein weiterer Beitrag zu den öfter von anderen Autoren zitierten „Maskulinismen" bei schizoiden Frauen (*Kretschmer*, *Mathes*) liefern. Es ist verständlich, daß diese „maskulinen" Hände bei schizophrenen Frauen sehr die Möglichkeit erschwerten, ohne den Anblick der Handträgerin zu entscheiden, welchem Geschlechte die Trägerin angehörte. Eine Analogie hierzu läßt sich auch in den Handschriften begabter schizoider Frauen finden. Es ist nötig, diese diagnostischen *Grenzen* hier festzulegen, da immer wieder — auch von Ärzten — die Behauptung aufgestellt wird, man müsse ohne weiteres Frauen- und Männerhände unterscheiden können. Es gibt kein einziges objektiv feststellbares Merkmal, das es für sich gestattete, die Hände nach dem Geschlecht zu erkennen, etwa so, wie man die Geschlechter selbst an ihren primären und meist an ihren sekundären Merkmalen erkennen kann. Gerade so, wie sich bei Schizophrenen sehr häufig bereits die sekundären Geschlechtsmerkmale verwischen — auch psychisch, ich brauche nur an die häufigen Beziehungen zwischen Homosexualität und paranoider Demenz zu erinnern —, so ist der fließende Übergang auch an den Händen im besonderen festzustellen. Auffallend war es, daß sich unter den psychischen Befunden der Frauen, die diesen virilen Handtyp zeigten, häufig ihre große Selbständigkeit im prämorbiden Stadium angegeben fand. Unter der Psychose zeigten sie einen großen Hang zu Gewalttätigkeiten. Irgendwelche weiteren Spekulationen hier anzuschließen, ist müßig.

Auffallend war weiter eine starke Abhängigkeit der Konsistenz und der Durchblutung der Hand von dem gegenwärtigen Zustande der Untersuchten. Hier dürfte die Analogie mit der Handschrift wohl am weitesten gehen. Der ganze Turgor

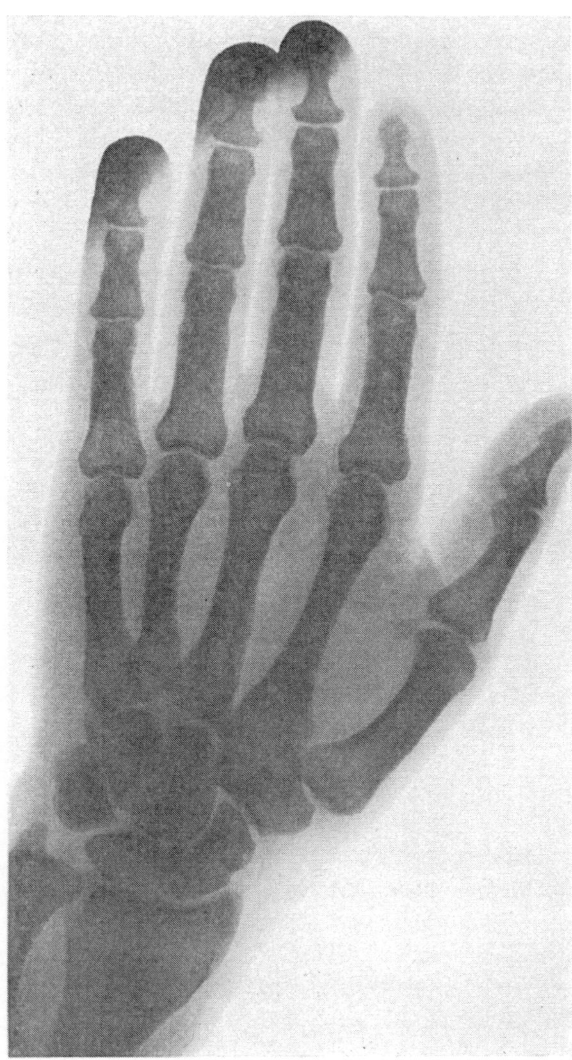

Abb. 8 a.

Abb. 8 a u. b. Di., männlich, Schizophrenia simplex, 32 Jahre, Hilfsarbeiter und Abb. 9. Br., männlich, Hebephrenie, 22 Jahre, Landwirt. Zwei dysplastisch-infantile Handtypen. Auf dem Röntgenbild, das zu 8 gehört, ist eine Verbiegung des 2. und 4. Fingers deutlich sichtbar. Mißverhältnis zwischen Mittelhandknochen und Fingern. Auf der Photographie deutlicher „patschiger" Eindruck der Hand.

der Hand wechselt erheblich mit den Stimmungsschwankungen. Während die Hände der manischgefärbten Schizophrenen in der überwiegen-

den Mehrzahl eine verhältnismäßig feste Konsistenz zeigen, fand sich
bei den mehr Depressiven in fast allen Fällen eine auffallende Weichheit
der Hand, die besonders bei dem aus ländlichen, schwerarbeitenden
Kreisen stammenden Material der Klinik häufig im groben Wider-

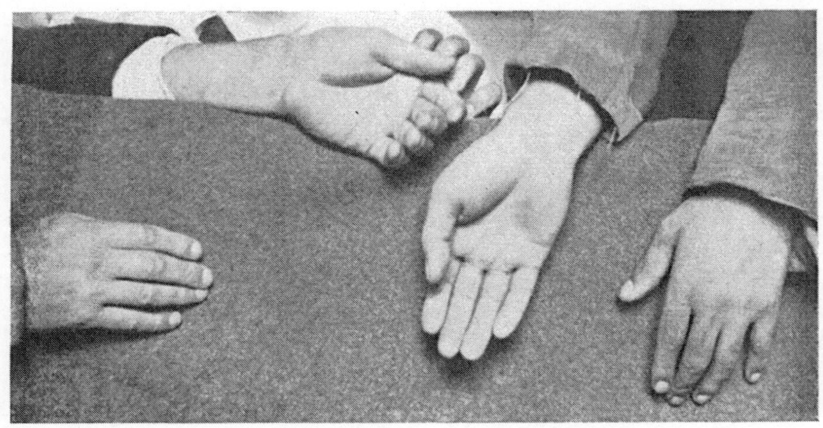

Abb. 8 b.   Abb. 9.

spruch zum Berufe der Patienten stand. Die Kranken, bei denen die
innere Spannung und das sperrige Krachen des psychischen Tempos im
Vordergrund der Erscheinungen standen, zeigten (vielleicht ein Zufall)
zu 100% eine abnorme Feuchtigkeit der Handflächen, die unabhängig
von der Außentemperatur bestand. Der kalte Schweiß gab häufig
diesen Händen etwas von der Unheimlichkeit der Moribunden.

Nägel.

Weitere Merkwürdigkeiten wiesen die Beziehungen der Nägel zu
inneren körperlichen oder seelischen Zuständen auf. Jedem sind wohl
schon die im Volksmunde als Glücksflecke benannten weißen Stipp-
chen an den Fingernägeln mancher Leute aufgefallen. Es ist zwar in
der Pathologie bekannt, daß diese Fleckungen auf Lufteinlagerungen
in die Hornschicht der Nägel zurückzuführen sind. Warum es aber zu
diesen Lufteinlagerungen kommt, ist völlig dunkel.

Ich habe darüber Untersuchungen angestellt, die ich anderen Ortes
veröffentlichen werde. Hier nur so viel, daß es mir sehr wohl möglich
erscheint, die Nagelfleckung mit endokrinen Vorgängen, vielleicht
mit einer Beeinflussung vom vegetativen Nervensystem her, in Beziehung zu bringen. Diese Ansicht stützt sich auf Beobachtungen von ge-
häuftem Auftreten von Flecken bei Psychosen (vgl. Abb. 2b), die auch
sonst den Verdacht auf endokrine Störungen nahelegten; auf gehäuftes

31*

Auftreten von Nagelfleckung bei manchen Frauen, das sich in jeder
Periode wiederholt, sowie auf das Auftreten einer Nagelfleckung im
Anschluß an starke innere Spannungen. Die naheliegende Meinung,
daß solche Lufteinlagerungen auf kleine Verletzungen der Nagel-Matrix
zurückzuführen seien, glaube ich durch eigene Versuche, die demnächst
zur Veröffentlichung gelangen werden, widerlegt zu haben. Deutlichere
Beziehungen zur Körperkonstitution waren bei den von interner Seite
häufig beschriebenen Uhrglasnägeln festzustellen. Diese Uhrglasnägel
fanden sich in mehr oder weniger starker Ausprägung bei 10 % aller untersuchten Schizo-
phrenen. Die Ver-
wandtschaft des
Leptosomen mit
dem phthisischen
Habitus ist ja
lange bekannt.
Bei vier von die-
sen fünf Schizo-
phrenen mit Uhr-
glasnägeln be-
stand eine mittel-
schwere Lungentu-
berkulose. Bei der
Besprechung der
Nägel der Zykliker
werden weitere
konstitutionelle
Momente noch Er-
wähnung finden.

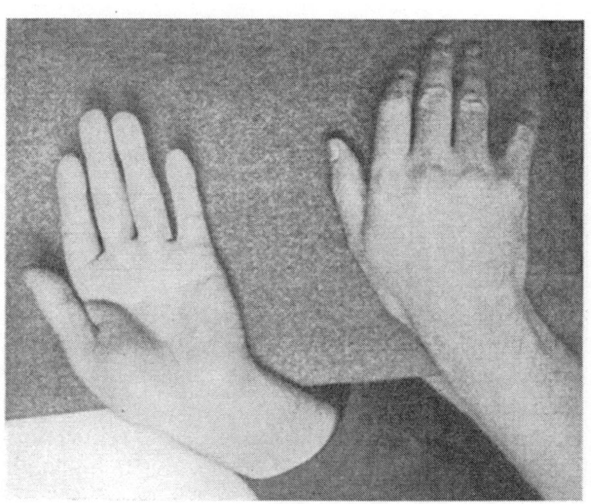

Abb. 10. Bl., männlich, Katatonie, 32 Jahre, Landwirt.
Dysplastische Hand. Eigentümliche Form der Finger. Leichte
Ausdrechselung der Mittelphalangen des 3. und 4. Fingers.

Die Betrachtung der Nägel leitet über zu einer Zusammenstellung
der Eigentümlichkeiten, die sich bei der Mehrzahl der Hände der untersuchten Schizophrenen fanden.

Wir haben es also überwiegend mit einer leptosomen Handform
zu tun. Es handelt sich um Hände, die meist durch eine auffallend
wirkende Länge gekennzeichnet sind. Gerade hier hängt alles von der
vergleichenden Betrachtung, von der Aufstellung von Proportionen ab.
Mit der Angabe absoluter Zahlen allein ist nichts gewonnen. Der Eindruck einer langen Hand wird im wesentlichen dadurch bestimmt,
daß die Breite der Mittelhand geringer ist, als ihre Länge, daß die Länge
der Finger nicht geringer ist als die der Mittelhand, daß die Breite
der Nägel geringer ist als ihre Länge, so daß also im wesentlichen
immer wieder eine *Tendenz zur Entwicklung von proximal nach distal*
gegeben ist. Die Entwicklung des Fettpolsters ist im allgemeinen nur

gering. Strecksehnen und Venengeflecht sind mehr oder weniger deutlich sichtbar, so daß auch hier wieder die Tendenz zur proximo-distalen Entwicklung unterstrichen wird. Die Handhaut zeigt in ihrer Beschaffenheit keine den Typ bezeichnende Einheitlichkeit. Sie ist häufig durchscheinend, gut abhebbar und von mäßiger Dicke. Die derbste Haut fand sich beim athletischen, die zarteste Haut beim dysplastisch-infantilen Typ. Die *Farbe* ist in den Untersuchungsblättern recht verschieden bezeichnet, doch findet sich meist eine Tönung der Farbe in das Graue oder in das Graublaue angegeben. Sehr häufig ist die bereits oben erwähnte ausgeprochen spastische Blutversorgung der Handhaut. Die Venen sind im allgemeinen durch leichte Stauung gut sichtbar zu machen. Das umgebende Bindegewebe erscheint auffallend locker. Eine Verwandtschaft mit den in der Chirurgie bekannten „Bindegewebsschwächlingen", die zu Hernien, Krampfadern und Plattfüßen neigen, ist hier unverkennbar. Das Muskelbild zeigt eine durchschnittlich gute Entwicklung, das Niveau der Handfläche ist verhältnismäßig gleichmäßig, der Mittelteil der Innenhand ist nicht sehr stark vertieft — im Gegensatz zu einigen später zu besprechenden Handformen der Zykliker. — Die Ausbildung der volaren Erhebungen des Handtellers am Fingeransatz zeigt keinerlei Regelmäßigkeit. Vielmehr scheint es allgemein so, daß sich diese Erhebungen bei gewissen Begabungsformen besser ausgebildet fanden. Auch darüber wird an anderer Stelle zu reden sein. Die Hautfalten der Handflächen zeigen, wie bereits oben erwähnt, neben der normalen Bildung, die im wesentlichen eine Anordnung von radialwärts nach ulnarwärts zeigt, ebenfalls eine Tendenz, sich auch von proximal nach distal zu entwickeln. Dysplastische Bildungen als solche fanden sich nur bei der besonders gekennzeichneten Untergruppe der dysplastisch-infantilen Hände.

Es finden sich nun noch weiterhin recht bemerkenswerte Beziehungen der oben aufgestellten Handtypen zur volkstümlichen Art, Hände zu betrachten. Was oben unter Aristokratenhand geschildert wurde, wird in der Literatur (auch in Sagen) mit einem bestimmten Menschentypus verbunden, der durch seine Abgeschlossenheit und Reserviertheit, durch sein Formbewußtsein, und seine kalte Ablehnung, die er für alles tatsächlich oder vermeintlich Unebenbürtige zu zeigen versteht, wirkt. Es ist eine Hand, die immer auffällt, die beim Manne immer etwas feminin und bei der Frau immer etwas herb und männlich, ja mitunter sogar kalt, anmutet. Es sind Hände, von denen man immer den Eindruck hat, als stellten sie sich verbergend vor ihren Besitzer. Etwas vulgärer gesprochen, Hände, die nie ohne weiteres schlicht das darzustellen vermögen, was sie sind. Häufig teilen sie, hyperbolisch gesprochen, wie Tänzer und Schauspieler Reichtümer aus, die sie nur vorgeblich besitzen. Die athletischen Hände finden sich in der Sagen-

literatur immer wieder bei den „schlichten Helden“, bei Leuten, die
in gewissem Sinne unkompliziert durch ihre gerade Gutmütigkeit wirken.
Was bei ihnen Anklänge an das Katatone zeigt, ist ihre ungerührte Art,
die bei aller Gutmütigkeit kalt bleibt, die aber, gereizt, blindwütig ihren
Vernichtungswillen austobt.

Die dysplastisch-infantilen Hände finden sich in der Volksmeinung
etwa als die Hände der haltlosen kleinen Kokotte, die Hände der Frau,
deren Leichtsinn viele lieben, die sie aber nicht heiraten möchten, da sie
instinktiv die spielenden Impulse dieser Frauen in ihrer unsozialen
und unmütterlichen Auswirkung erfassen.

Es sollte hier nicht etwa eine Charakteristik der einzelnen Hand-
besitzer gegeben werden; vielmehr sollten diese Ausführungen aus der
Erinnerung des einzelnen die Farben herausholen, die eine ungelenke
Schilderung nie besitzen kann.

Motorik.

Eine Schilderung der Hände Schizophrener wäre unvollkommen,
wollte man nicht auch die Bewegungen der Hände erwähnen. In den
„affektfreien Intervallen“ tritt die Psychose nicht sehr deutlich in der
Mimik der Hand hervor, genau so wenig wie der Gesichtsausdruck ohne
weiteres die Psychose zu verraten braucht, so wie es fälschlich Laien
immer glauben.

Bei allen Schizophrenen, die untersucht wurden, fiel auf, daß die
Finger stark „gelöst“ erschienen. Nur bei Verblödungsprozessen
Katatoner, die mit anscheinend völligem Verlust der Psychomotilität
abgeschlossen waren (in zwei Fällen), fehlten diese gelösten Bewegungen.
Auch bei Schizophrenen, die nie irgendeine Beschäftigung ausgeübt
hatten, die sie dazu erzogen haben könnte (Musik, Schreibmaschine,
Telegraphie oder dergleichen), werden die einzelnen Finger in einer
bemerkenswerten Weise bewegt, die eine gewisse Selbständigkeit der
Fingermuskulatur bezeugt. Am deutlichsten kommt die Selbständigkeit der Finger da zum Ausdruck, wo sie grotesk übertrieben wird.
Man denke nur an die übermäßig gespreizten Finger der Katatonen,
die häufig nebeneinander liegende Finger derselben Hand abwechselnd
gebeugt und gestreckt halten.

Auch die Art des Händedruckes beim Gruße[1] ist recht bezeichnend.
Ist ein Katatoniker in seinem unberechenbaren Negativismus dazu
zu bringen, einem die Hand zu geben, so hat er meist eine eigentümlich
versonnene und verlorene Art des Grußes. Gern wird die Hand mit
„manieriert“ gespreizten Fingern in die Rechte des Besuchers gelegt.

---

[1] Ausgezeichnet beobachtet ist die Gestik der Irene Hertel, die *Kretschmer*
schildert: „Ihre Hand ist schmal, lang und allzu biegsam. Zum Gruße reicht
sie mir die Fingerspitzen, die kühl und ganz durchsichtig sind.“

Löst sich dieses verkrampfte Spreizen, so spielt der Katatone wohl gern
mit der Hand des Besuchers in einer Weise, die nachdenklicher aussehen mag, als sie es ist. Häufig wird dann beim Reden jedes Wort mit
einer verbogenen Handbewegung und Fingerverdrehung betont, die der
Art und dem Sinne der Reden des Kranken an Plötzlichkeit, Unver-
ständlichkeit und Sperrung nichts nachgeben.

In negativistischen Zuständen lieben es die Katatonen in gleicher
Weise, wie es auch bei verschlossenen Schizothymen zu beobachten ist,
die Hände unter der Bettdecke oder in den Taschen ihrer Kleider zu
verstecken oder doch mindestens — besonders beim Sprechen — auf
den Rücken zu nehmen. Der Handgruß der Paranoiden erweckt oft
deutlich das Gefühl, als liefen Spannungen in der Muskulatur ab. Ganz
rasche, feine, die ganze Muskulatur durchlaufende Spasmen glaubt man
zu spüren, wie sie vielleicht als Ausdruck der inneren Spannung des
Patienten sich auf die eigene Hand übertragen.

Wieder anders ist die Art des Grußes bei vielen Hebephrenen.
Launenhaft wirkt ihre Art, die Hand des Besuchers zu ergreifen. Nichts
Wesentliches, nichts Festes liegt in ihrem Händedruck. Zerfahren und
unbeherrscht ist der Ausdruck ihrer Handbewegungen, so ein deut-
liches Abbild ihrer Mimik und der Äußerungen ihres Intellektes und ihrer
Phantasie. Von hier aus findet sich ein Übergang bis zum Normalen
in der Motorik mancher feminin gearteter, debiler Psychopathen, die zu
läppischen, hysterischen Reaktionen geneigt sind und launenhaft
ihr Persönlichkeitsgefühl bedarfsweise demonstrieren[1].

Es ließ sich nicht vermeiden, die Motorik in dieser Art zu besprechen,
da es sich überraschenderweise zeigte, daß keine *feste* Verbindung
zwischen Handbau und Motorik (etwa dem athletischen Handbau und
der katatonen Motorik) bestand, die fest genug war, um zu gemeinsamer
Schilderung zu berechtigen. Vielmehr ist es so, daß die hier aufgestellten
Typen der Motorik und des Handbaues anstatt sich zu decken, sich etwas
überschneiden. Ein Nachteil, der wahrscheinlich nicht der Materie an
sich entspringt, sondern dem Zwange zu schematisierender Darstellung.

Hände bei Manisch-Depressiven.

Nachdem die Bildungsformen der schizothymen Hand, soweit es
die Tatsachen gestatten, alle bezeichnend umrissen sind, ist es weniger
schwer, nun auch den Händen der Zykliker gerecht zu werden. Der Er-
wartung entsprechend überwog bei weitem die „pyknische" Handform.
Diese fand sich in 97,6% der untersuchten Fälle, während nur 2,4%
einen mehr leptosomen, in das Athletische spielenden Habitus aufwiesen. Hier — wie bei den schizophrenen Händen — wo es im

____

[1] Es ist hier am Platze, auf *Bleulers* hübsche Beobachtung des Grußes der
Epileptiker hinzuweisen.

wesentlichen darauf ankommt, den Typ herauszuarbeiten, wird ganz allgemein an Feststellungen nur das verwertet werden, was sich in der Mehrzahl der Fälle an gleichen Einzelheiten fand (Abb. 11 u. 12).

Was zunächst die Größe im Verhältnis zum ganzen Körper angeht, so konnten die Untersuchungen die *Kretschmer*sche Feststellung, daß die Hände im Verhältnis zum übrigen Körper mitunter klein erschienen, in einem Teil der Fälle bestätigen. Es handelte sich dabei um Fälle, die überwiegend ein manisches Zustandsbild in periodischer Wiederkehr boten (8 von 11 rein manischen Formen). Bei den übrigen Kranken fanden sich Hände, die eher etwas groß wirkten, obwohl sie in ihren Maßen doch der Proportion entsprachen.

In einer weichen Schwingung wächst im allgemeinen die Hand aus dem Arm heraus. Während bei schizoiden Händen das Unterarmhandwurzelgelenk durch seine eckige Form auffällt, das bei breitem Gelenk durch die markante Umkleidung der Processus styloidei häufig wie aus Holz geschnitzt erscheint, findet sich bei den pyknischen Händen der Zykliker eine weiche, gleichmäßige Fettumkleidung der ganzen Unterarmhandwurzelgegend, die zu einem mäßigen

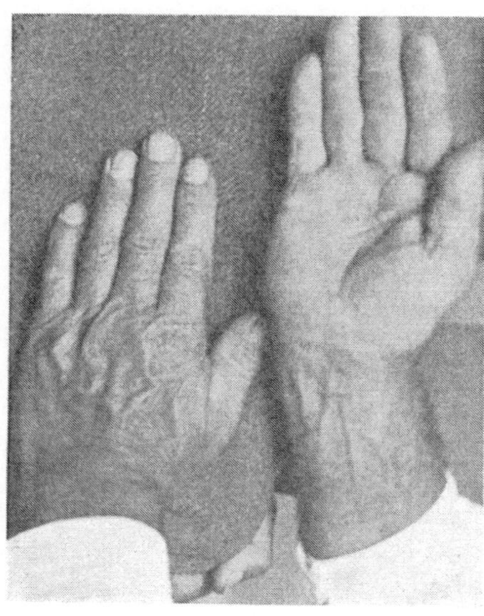

Abb. 11[1]. Kn., männlich, manisch-depressives Irresein, 63 Jahre, Briefträger.
Jetzt körperlich: Myodegeneratio cordis, Arteriosklerose.
Das Bild verdanke ich dem freundlichen Entgegenkommen von Herrn Professor *Bleuler*. Die Ähnlichkeit mit Abb. 12 in Habitus und Motorik ist auffallend. Typische Nagelbildung. Die typische Venenzeichnung und die unelastische Haut sind auf Altersveränderungen zurückzuführen.

Verstreichen der Formen auch bei verhältnismäßig jugendlichen Zyklikern führt. Das hervorstechende Merkmal der pyknischen Hand ist überhaupt das Fehlen oder doch die Seltenheit ausgesprochener Eckenbildung (Abb. 12).

Besonders bei Frauen ist eine konische Form recht häufig, d. h. die Fingerendphalangen zeigen an ihren distalen Enden einen geringeren

---

[1] Für die Formen der verhältnismäßig seltenen rein pyknischen Hände ohne athletischen Einschlag fand Herr Geheimrat *Hoche* den treffenden Namen „Maulwurfsschaufeln".

Querdurchmesser, als an ihren proximalen. Außerdem haben die Fingerspitzen eine Neigung, nicht eckig, sondern bogenförmig auszulaufen. Daher kommt es wohl zum Teil, daß die ganze Hand breiter und

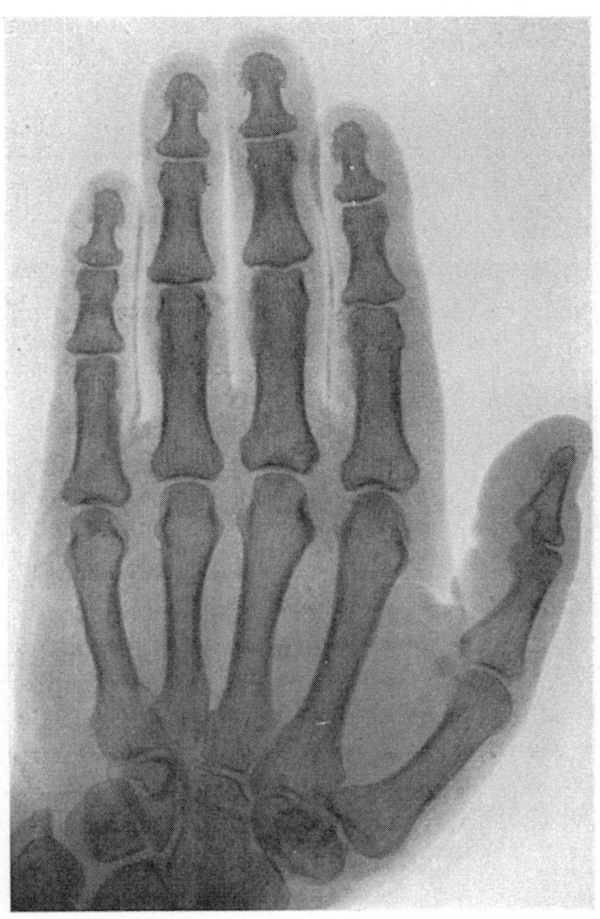

Abb. 12a.

Abb. 12a u. b. Ba., weiblich, wiederholt stärkere manisch-depressive Schwankungen, 68 Jahre, Köchin. Deutliche Verschiebung aller Größenverhältnisse auf Kosten der Länge, zugunsten der Breite. Geschlossene Handhaltung. Typische Nagelbildung. Typische Entwicklung der palmaren Hautfalten. Die etwas runzlige Haut ist als Alterserscheinung zu bewerten.

etwas unbeholfener wirkt, als die athletische Hand. Die Größenverhältnisse der einzelnen Finger sind gleichmäßig verteilt. Kein einziges Mal fand sich in den untersuchten Fällen abnorme Längenbildung des kleinen Fingers, wie sie bei den Händen der Schizophrenen einige Male vorhanden war. Selten überragte der kleine Finger das distale

Interphalangealgelenk des 4. Fingers. Bei dem 2. bis 4. Finger ließen
sich keine Besonderheiten der Größe feststellen. Auffallend war allerdings eine stärkere Ausprägung des 3. Fingers und hier besonders der
Grundphalanx in Breite und Länge, die diesem Finger eine gewisse
Mittelstellung gab. *Diese Fingerform fand sich nur einmal bei rein
manischen Formen, dagegen bei allen 34 Fällen, bei denen auch eine
Neigung zu depressiver Schwankung bestand.*

Die Endphalangen sind durchschnittlich beim 2. bis 4. Finger um
die Hälfte kürzer, als die Grundphalangen. Bei den Händen der Schizophrenen machten die Endphalangen dagegen bis zu $^2/_3$ der Grundpha-
langenlänge aus.

Der Daumen erscheint häufig im Vergleich zur Daumenbildung bei
Schizophrenen verkürzt. Während bei der Durchschnittshand im allgemeinen der anliegende Daumen etwa bis in die Mitte des proximalen Interphalangealgelenkes des Zeigefingers reicht, ging der Daumen
der untersuchten Zykliker nie über das proximale Drittel der ersten
Zeigefingerphalanx hinaus (vgl. Abb. 11). Bei sieben Frauen fand
sich sogar eine weitere Verkürzung des Daumens, der hier nur bis an
das Grundgelenk des Zeigefingers reichte. Die Fingergelenke sind
meist glatt und gerade, Knoten-

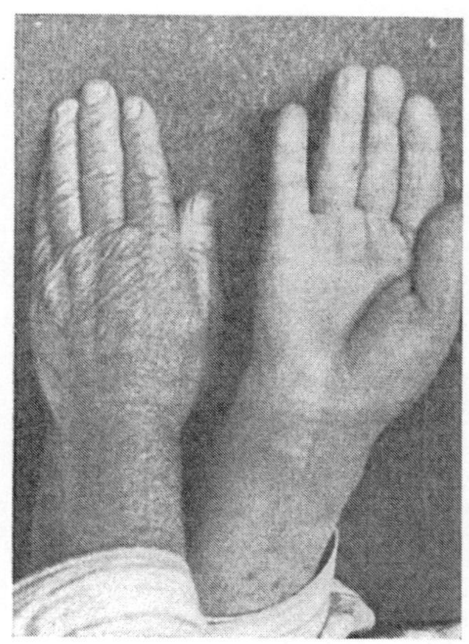

Abb. 12b.

bildung fand sich bei den rein manischen Fällen nie, bei den Misch-
zuständen nur zweimal. Es ist auch hier bezeichnend, daß sich
die Gelenke ganz unauffällig in die weiche Handform einfügen. Der
Ansatz der Finger in den Fingergrundgelenken erfolgt *fast* genau
rechtwinklig zu einer Geraden, die man durch die Grundgelenke des
zweiten bis vierten Fingers legen kann.

Nägel.

Die Größe der Nägel ist mitunter recht charakteristisch. Meist entspricht der Längs- dem Querdurchmesser, häufig ist der Querdurchmesser sogar um ein Mehrfaches größer als der Längsdurchmesser,
so daß der Nagel dem beobachtenden Auge im Verhältnis zur Endphalanx fast „unnatürlich" kurz erscheint. Bei Depressiven sind außerdem
die Nägel noch häufig abgekaut. Es findet sich keine sonderlich aus-

gesprochene Wölbung der Nägel. Nur zweimal fand sich eine Wölbung
des queren Durchmessers der Endphalangen, die mit einer kolbenförmigen
Auftreibung der Endglieder verbunden war. Beide Fälle litten an einem
länger bestehenden Vitium cordis mit Dekompensationserscheinungen
an der Leber, ohne Knöchelödeme. Die Fleckung der Nägel scheint
bei zirkulär Veranlagten seltener vorzukommen als bei Schizoiden. Es
ist jedoch sehr schwer, gerade bei der Nagelfleckung ohne Überschät-
zung exogener Momente etwas Genaues über ihre Ätiologie zu sagen.
Endokrine Vorgänge scheinen hier bedeutungsvoll zu sein. Man weiß
zwar, daß es sich um ein Eindringen von Luft handelt, jedoch konnte
ich nirgends eine Angabe finden, wie wohl die Luft in die Hornschichten
einzudringen vermag. Vielleicht könnte man an einen traumatischen
Ursprung denken, doch scheint eine gewisse individuelle Disposition zu
auffällig, als daß man daran einfach vorübergehen könnte. Warum
findet man gerade bei Leuten, die durch ihre Arbeit solchen Traumen
besonders ausgesetzt zu sein scheinen, nicht konstant solche Fleckung,
wie sie verhältnismäßig häufig bei Leptosomen anderer Berufsklassen
vorhanden ist? Mir scheint ein Zusammenhang dieser kleinen Stigmen
mit allgemeinen konstitutionellen Prinzipien nicht unmöglich zu sein.

Die Form des Nagelfalzes, die bei den Fingern der Schizoiden und
Schizophrenen häufig einem gotischen Bogen ähnelte, erinnerte hier
mehr an die Form eines offenen Rechteckes, so daß die Nagelwurzel
recht breit wirkte. Es sind dies Nagelformen, die den Endphalangen
etwa einen Charakter verleihen, wie wir ihn bei romanischen Statuen und
auch noch bei Statuen der Frühgotik recht häufig vertreten finden. Die
Farbe des Nagels ist meist als blaßrot angegeben. Nur bei sieben rein
depressiven Fällen fand sich eine Andeutung livider Nagelfarbe. Exostosen, Ganglienbildung oder sonstige Mißbildungen fanden sich keinmal
in den untersuchten Fällen.

Obwohl die Haut der Pykniker im allgemeinen dünn erscheint, läßt
sie sich doch nur selten gut abheben. Das dicke Fettpolster verhindert
hier zartere Faltenbildung. Die Blutversorgung ist im allgemeinen recht
gut. Die kleinen Capillaren sind anscheinend sehr stark ausgebildet,
so daß die Venen auch bei längerer Stauung nicht immer recht sichtbar
werden. Bei dem Versuche, die Venen zum Vorschein zu bringen, er-
lebte ich es in 15 von 45 Fällen ($33^1/_3\%$), daß es nur zu blauroter Verfärbung und schließlich zu feinen petechialen Blutungen unterhalb der
gestauten Stellen kam.

Das Muskelbild ist meist deutlich ausgeprägt. Besonders auffallend
war es, daß alle Fälle, die einen rein *depressiven* Charakter zeigten
(28 Fälle), eine gut entwickelte Handmuskulatur hatten, die durch
das darüberliegende Fettpolster eher betont als ausgeglichen wurde,
so daß es häufig hier zu einer starken *Vertiefung der Handhöhle* kam.

Die kleinen Erhebungen, die sich an den distalen Enden der Handfläche proximal von den Fingerwurzeln befinden — in der Fachsprache
der Handdeuter als „Berge" bezeichnet — weisen zwar individuell
überraschend große Verschiedenheiten auf in der Art ihrer Ausbildung,
zeigten aber doch bei dem mit einer Ausnahme durchweg pyknischen
Material der Zykliker eine auffallende Weichheit.

*Besonders auffallend war der Spannungszustand der Muskulatur bei
Zyklikern, der im wesentlichen von der Affektlage abhängig zu sein schien.*

Um den Einfluß der Affektivität auf die Muskelspannung zu untersuchen, hypnotisierte ich zwei normale Versuchspersonen, um zu beobachten, wie sich die Spannung ihrer Muskulatur unter einer Suggestion
verhielt, die eine gewisse affektive Erregung auslösen mußte. Hier
zeigte es sich sehr deutlich, daß *bei dem Hervorrufen trauriger Affekte
Spannungsverlust, beim Hervorrufen lustbetonter Affekte eine Spannungs-
zunahme eintrat.* Es gelang so, in verhältnismäßig raschem Wechsel
manischen und melancholischen Habitus abwechseln zu lassen. Wesentlich war, daß die traurigen Affekte frei von zorniger Beimengung
sein mußten. Suggerierte man aber den Versuchspersonen zum Beispiel
den Tod eines guten Freundes oder nahen Verwandten, so kam es zu
einer deutlichen Erschlaffung der gesamten Muskulatur. Der ganze
Körper hing nur noch schlaff in seinem Knochengerüst. Die Handmuskulatur erschlaffte so, daß die Hände ganz weich anzufühlen waren.
Brachte man eine erregende Komponente in diesen traurigen Affekt,
so erfolgte im Zorn eine rasche Anspannung, die bis zur Verkrampfung
ging. Das Hervorrufen manischer Affekte zeigte eine Anspannung
des ganzen Körpers, die in allem das Gegenstück zur depressiven Erschlaffung bot. Auch die Hände fühlten sich dann um vieles
fester an.

Die Form der Hautfalten der Handfläche entsprach dem liegenden M
⟨⟩. Nur in 18 von 45 untersuchten Fällen fand sich eine Andeutung
von proximo-distal entwickelten Linien. Dabei erschien die Ausbildung
der palmaren Hautfalten gröber, tiefer und breiter, als sie sich bei den
leptosomen Händen fand. Die Behaarung, die bei den Händen der
Schizophrenen einen gleichmäßigen Typ darstellte, der im allgemeinen
eher haararm war, aber keine wesentlichen Unterschiede bei Frauen
und Männern aufwies, zeigte sich bei den untersuchten männlichen
Pyknikern in 20 von 25 Fällen ausdrücklich stark betont auf dem
Handrücken und reichte bis in die Mittelphalangen. Bei den Frauen
fehlte jede deutlich sichtbare Behaarung in allen Fällen.

Der Eindruck der rundlichen Handformen wird noch durch eine
Wölbung der Ulnarseite der Mittelhand (des Hypothenar) unterstützt.
So kommt es, daß bei den Messungen der breiteste Teil der Hand nicht,
wie bei den meisten Leptosomen, auf die Fingergrundgelenklinie fiel,

sondern etwa in die Mitte der Mittelhand So bekommt der ganze
Handteller im Gegensatz zu der kantigen, rechteckigen Form der Leptosomen etwas mehr Rundliches, ovalär Gestaltetes.

Motorik.

Gerade wie bei den Schizophrenen, sagt auch bei den Zyklikern am
meisten der Ausdruck der Bewegungen. Die gehemmteste Melancholie
zeigte in den untersuchten Fällen in gleicher Weise wie die zornigste
Manie eine auffallende Armut an Ausdrucksbewegungen, soweit sie
die Finger selbst betreffen. Den Handbewegungen der Schizophrenen,
die eine auffallende Selbständigkeit in der Innervation kleinster
Muskelgruppen aufwiesen, die bei einigen sogar bis zu einer Neigung
zu fibrillären Spasmen ging, stehen die Handbewegungen der Periodiker
gegenüber, die merkwürdig geschlossen und einheitlich blieben. Auch bei
Handbewegungen, die Ausdruck einer erregten Affektlage waren,
blieben die Finger immer in einer Art mittleren Ruhelage. Selbstverständlich kommt es auch zu Bewegungen einzelner Finger. Wesentlich ist aber das ständige Bestreben, möglichst bald wieder diese typische
mittlere Ruhelage einzunehmen. Alle Bewegungen erfolgen im wesentlichen aus dem Handgelenk heraus, die Bewegung in den Fingergrundgelenken und die Spreizung der Finger wird auffallend wenig bei der
Gestik verwandt.

Dadurch, daß die Bewegungen im wesentlichen aus der Muskulatur
der Arme und nicht aus der eigentlichen Hand- und Fingermuskulatur
heraus erfolgen, bekommt die Motorik der Pykniker etwas Stoßendes
im Gegensatz zu dem in extremen Fällen gespreizten Kratzen der Leptosomen. Nur bei 8 von 45 Periodikern fand sich eine lebhaftere Mimik
der einzelnen Finger. In allen 8 Fällen handelte es sich aber um Leute,
die angaben, früher viel Musik betrieben zu haben (Klavierspiel). Ein
Mädchen war früher außerdem Stenotypistin gewesen, so daß sich die
abweichenden Befunde vielleicht so erklären lassen, daß es sich mit
um eingelernte Bewegungen handelte, die vielleicht erst allmählich
den Charakter von Gewohnheitsbewegungen angenommen hatten.

Daß dieser Übergang in gewissem Grade möglich ist, lehren Beobachtungen des täglichen Lebens immer wieder (Armamputierte, Einfluß des Berufes auf Gewohnheitsbewegungen)[1]. Es ist hier vielleicht

---

[1] Bei manchen Ärzten, die an strenge Asepsis (Chirurgen) gewöhnt sind, ist
es mir zum Beispiel recht oft aufgefallen, daß sie es auch außerhalb ihres Berufes
vermeiden, ihre Hände unnötig mit anderen Dingen in Berührung zu bringen
(auch mit Körperteilen, Kratzen im Gesicht), während solche Bewegungen doch
eine anscheinend sonst allgemeine Reaktion auf vielerlei psychische und physische
Reize darstellen, zumal bei Leuten mit leichter affektiver Erregbarkeit, wie sie
unter den Chirurgen nicht selten sind.

am Platze, auf den Einfluß der Arbeit auf die Handbildung hinzuweisen. Bei Zyklikern wie bei Schizophrenen schien der Einfluß der Arbeit auffallend gering. Der palmo-dorsale Durchmesser, sowie die Haut selbst, schienen bei Schwerarbeitern allgemein dicker zu sein als bei körqerlich leichter Arbeitenden. Die Variabilität der Hand- und Fingerformen ließ überraschenderweise keinerlei Beeinflussung erkennen. Fand sich doch bei einem zirkulären Arzte eine ausgesprochen plumpe und bei aller Rundung massig wirkende Hand, wie ich sie nie bei den untersuchten Schizophrenen fand, die doch zum größeren Teile schwer arbeitenden Berufen angehörten (Bauern, Bergarbeiter, Maurer).

Zwischen Depressiven und Manischen ist aber ein Unterschied sehr sinnfällig. Während der Maniacus ziellos, wie es scheint, mit seinem Arm in der Luft umherfährt, oder bei etwas besserer Lebensart seine Gefühlsausbrüche doch mit recht lebhaften Bewegungen der Unterarme begleitet, fallen bei Depressiven recht charakteristische Bewegungen auf.

Bei allen untersuchten Fällen von Depressionen, die mit Versündigungsideen einhergingen, waren wie Abwehrbewegungen wirkende Gebärden zu bemerken. Die Arme wurden beim Sprechen gern nach vorn gestreckt, die Handflächen waren infolge mehr oder weniger starker Dorsalflexion von dem Patienten abgewandt, so daß man je nach der Armhaltung den Eindruck bekommen konnte, als wollten die Kranken ihre vermeintliche Schuld abwälzen oder eine Rettung von oben empfangen[1].

Bei allen Depressiven fanden sich „Angstbewegungen". Gern halten sie eine Hand mit der anderen fest, als hätten sie Furcht, „etwas Unrechtes mit den freigelassenen Händen zu begehen".

Kommt es zu einer Bewegungsunruhe, so zeigt sich immer wieder ein Bedürfnis, die Hand mit irgendwelchen anderen Körperteilen in Berührung zu bringen, sie gewissermaßen zu „sichern". Meist wird das Gesicht oder der Kopf in besorgter oder angsterfüllter Weise in den Händen geborgen. Häufig werden auch die Finger in den Mund genommen. Das Nägelkauen bei Depressiven ist ja bekannt[2]. Bei den hypochondrischen Fällen besteht häufig die Neigung, die als krank oder minderwertig empfundenen Körperstellen zu streichen oder zu drücken, als sollten diese „Massagebewegungen" heilenden Einfluß haben.

---

[1] Die Haltung erinnerte mitunter entfernt an die Darstellung des Adorante oder der Niobiden. Daher die „einfühlende" Ideenverknüpfung.

[2] Herrn Geheimrat *Hoche* verdanke ich folgende Anekdote: Anläßlich eines großen Warenhausbrandes vor etwa 30 Jahren fand sich unter den wenigen Überlebenden ein Mann, der sich bei Ausbruch des Brandes gerade auf dem Abort befunden hatte. Er hatte die Wasserleitung geöffnet und während des Brandes den ganzen Abortraum unter Wasser gehalten. Als man ihn rettete, sah man, daß er keine Nägel mehr an den Fingern hatte. In seiner Angst hatte er sich alle Nägel abgekaut oder abgerissen.

Alle diese Bewegungen laufen jedoch immer etwas langsam, etwas nebensächlich ab. Dramatisch wirkende Übersteigerungen, Händeringen oder andere wirkungsvolle Ausdrucksbewegungen waren eigentlich nur bei hysterischen Charakteren zu beobachten. Fast nie fand sich derlei bei reinen Periodikern.

Auf Fragen reagierten besonders die weiblichen Fälle mit einer etwas angstvollen und dabei ratlosen Bewegung, mit der sie die eine oder wohl auch manchmal beide Hände an den Mund nahmen, die radiale Seite des gebeugten Zeigefingers an die Lippen haltend, wie ein Schulkind, das seine Aufgaben nicht recht gelernt hat, oder das man bei Verbotenem ertappte. Bei den Manischen hingegen konnte man im Gegensatz zu den Depressiven mit ihren immerhin doch armen und etwas schlaffen Gebärden, die fast immer etwas Gehemmtes an sich tragen, eine natürlichere und ungezwungenere Art der Handbewegungen feststellen, die besonders auch von der manierierten Art der Schizophrenen durch ihre Flüssigkeit häufig abstach.

Bei 10 Depressiven ist in den Aufzeichnungen zu den Handabdrücken noch vermerkt, daß sie die Hand in schwerfälliger Art zum Gruße boten, als hätten sie Mühe, den Arm zu heben. Die dargebotene Hand wird dann lange festgehalten. In dem Handdruck, der langsam, aber stetig sich verstärkte, kam die Angst, von der die Kranken gequält wurden, deutlich zum Ausdruck. Es war so, als suchten sie an dem Besucher einen gesunden Halt. Alle untersuchten Maniaci hingegen streckten ihre Hand in einer bieder offenherzigen Weise von sich aus zum Gruße entgegen und schüttelten die begrüßte Hand in temperamentvoller Art noch hin und her, während ihr Redeschwall schon losgebrochen war. Dabei blieb der Händedruck völlig gleichmäßig.

In der schönen Literatur findet man nur mit Mühe Schilderungen von Händen, die in ihrem Habitus etwa den pyknischen entsprechen könnten. Nur ab und zu findet sich bei mütterlichen Frauen eine rundliche, weiche Hand betont. Vielleicht hängt das verhältnismäßig spärliche Vorkommen von reinen Pyknikern in der Literatur damit zusammen, daß die inneren Spannungen und die Problematik des seelischen Geschehens bei den Schizothymen um so eher zur Darstellung reizen, je schwerer eine Einfühlung in ihr seelisches Erleben möglich ist.

Einen Mitteltyp zwischen der athletischen und pyknischen Hand wiesen einige Formen von Paranoia und eine bestimmte Gruppe von Paranoiden auf, die durch ihren sthenischen Charakter gekennzeichnet schienen. Untersuchungen über diesen Handtyp sind noch im Gange. Sie sollen in einer anderen Arbeit besprochen werden, da sie hier nur zu leicht für den Leser zu einem Verschwimmen der absichtlich holzschnittartig niedergelegten Handtypen führen könnten.

Zusammenfassung.

Irgendwelche ausgesprochenen gröberen Anomalien als Zeichen geistiger Erkrankung[1] fanden sich nie, obwohl alle Laienchiromanten nur zu gern einen Parallelismus zwischen Körper- und Charakterdefekten beobachten wollen Unter allen untersuchten Fällen war nur einmal eine Mißbildung der Hände zu finden, die angeboren war. Es handelte sich um eine Syndaktylie.

Im allgemeinen ergaben die Untersuchungen für die Hand das gleiche, was bereits *Kretschmer* für den Körperbau als solchen gefunden hat.

Die Untersuchungen ergaben weiterhin, daß es eine Reihe von Handmerkmalen gibt, die im wesentlichen konstitutionell festgelegt sind. Es handelt sich hier um die durch den Knochenbau bedingte äußere Form. Alle anderen Merkmale können unter bestimmten Umständen Änderungen erleiden, die im wesentlichen den Grundtyp der Hand nicht verändern, wohl aber den Zustand vorübergehend beeinflussen können. Unter normalen Bedingungen gleicht sich der Zustand der Hand jedoch immer wieder einem Durchschnitt an, der im wesentlichen für jedes Individuum besonders festgelegt zu sein scheint. Veränderungen des Handhabitus ergeben sich im wesentlichen schon aus dem Wechsel des seelischen Gleichgewichtes heraus. Im allgemeinen kommt es gerade bei den Spannungszuständen Schizophrener, aber auch mancher Normaler, zu einer starken Hautdurchfeuchtung und zu Veränderungen des Durchblutungstypes. Die Außentemperatur spielt in ihren extremen Schwankungen selbstverständlich auch eine Rolle. Wie weit aber gerade hier die individuelle Disposition dem Milieu entgegenkommen kann, lehrt die einfache Beobachtung, wenn man Gelegenheit hat — bei der Visite —, die Hände einer ganzen Reihe von Leuten hintereinander zu befühlen. Der wechselnde Hautturgor und die wechselnde Muskelspannung bei manischen und bei depressiven Zuständen ist bereits besprochen worden Es ist hier zu wiederholen, daß im allgemeinen die Manischen einen mehr festen, konsistenten Handhabitus zeigen, der sich, auch bei den gleichen Leuten, in der Depression mehr als weich und nachgiebig zeigt.

Auffallende Veränderungen des Handtypes waren bei körperlich schwer Erkrankten festzustellen. Schwere Anämien, durch bösartige Prozesse bedingte Kachexie, führten schon sehr frühzeitig zu einer Erschlaffung der Handmuskulatur bei Derbbleiben der gelockerten Haut. Die Handinnenflächen ließen sehr bald den bei allen Händen sonst nachweisbaren, auf die normale Durchblutung zurückzuführenden

---

[1] Bekannt sind die feuchten, bläulich verfärbten Hände der Psychopathen, die sich ja auch häufig bei Schizophrenen finden (Akrocyanose). Eigentümlichkeiten der Handbildung, die eine Abgrenzung von Psychopathie gegen Psychose erlaubt hätten, waren nie festzustellen.

rosigen Unterton vermissen. An dessen Stelle trat ein fahles, aschiges Grau. Auch hier blieb aber der konstitutionelle Grundtyp erhalten.

Noch einmal müssen jetzt die Handlinien im Zusammenhange mit der ganzen Innenhand besprochen würde. Gerade hier hat ja von jeher die Chiromantie aller Zeiten ihr Hauptbetätigungsfeld gesucht. Es existieren eine Unmenge von Beobachtungen, die nachzuprüfen weit über das Ziel dieser Arbeit hinausführen würde. In allen Werken über Chiromantie, insbesondere in solchen, in denen Beziehungen zur Astrologie behauptet werden, wird die Auffassung energisch bestritten, als wäre der Ursprung der Handlinien gerade so zu denken, wie die Kniffe in einem gefalteten Stück Papier. Vielmehr soll ein kosmischer Wille jeder „Rune" in der Hand „ihren Weg vorgezeichnet" haben. Hingegen behauptete die Anatomie immer wieder die strengste Abhängigkeit der Handlinien von der darunterliegenden Muskulatur und den Gelenkfunktionen [1]. Die Behauptungen der Chiromanten richten sich bereits durch ihre haltlosen Spekulationen, obwohl man anerkennen muß, daß sie versuchen, der Beobachtung der individuellen Variabilität gerecht zu werden. Die Behauptungen der Anatomen können nicht befriedigen, eben weil sie der individuellen Variabilität nicht gerecht werden.

Es liegt mir fern, neue Behauptungen aufstellen zu wollen. Das fast regelmäßige Vorhandensein der drei Hauptlinien, von denen jede, mit Ausnahme der Linie, die um den Thenar herumläuft, auch bei der funktionell vollwertigen Hand fehlen *kann*, ist auffallend. Wie unendlich viel Individualität in der gewohnheitsmäßigen Art der Handbewegungen des einzelnen zum Ausdruck kommt, das kann man gar nicht stark genug betonen. Es gibt wohl keine Gefühlsregung, die nicht von einer affektbetonten, wenn auch noch so leisen, Handbewegung begleitet wäre. Auch bei dem verschlossensten Katatoniker, bei der gehemmtesten Depression, kündet uns die Hand durch leise und feine Bewegungen etwas von dem inneren Leben des anderen.

Bereits bei Neugeborenen finden sich die großen Falten der Hand völlig ausgebildet. *Semon* konnte in einer im Jahre 1913 erschienenen

---

[1] In der neuesten Auflage (1927) des Werkes „Menschliche Erblichkeitslehre" von *Baur, Fischer* und *Lenz* sagt *Fischer* auf Seite 113/114 folgendes:

„Die Beugefalten auf der Handfläche, an den Fingerbeugen, die sog. M-Figur, entstehen schon vor der Geburt durch Bewegungen des Embryos. Die starken individuellen Verschiedenheiten sind bedingt durch zahllose kleine Verschiedenheiten in der Anordnung der Muskeln, Lage der Gelenke, Anordnung der kleinen Fettpolster unter der Haut u. dgl. mehr. Im ganzen sind diese Dinge erblich festgelegt, und damit vererben sich auch die Beugefalten. Genau dasselbe gilt von den Falten im Gesicht, doch fehlen hier Einzeluntersuchungen. Diesen Faltenbildungen stehen als etwas ganz anderes die Haut- und Tastleisten gegenüber (Papillarleisten), die auf der Hand- und Fußfläche eigenartige feine Muster bilden, bestehend aus bogenförmig verlaufenden feinen Leisten, zwischen denen ebenso feine Rinnen gehen."

Arbeit den erblich übermittelten Einfluß auf die Schwielenbildung der Fußsohle nachweisen. Gleiches erscheint mir für die Gestaltung der Hand ebenfalls maßgebend. Die feineren Handlinien entwickeln sich meiner Beobachtung nach etwa erst vom 6. Jahre an. Sie scheinen erst mit zunehmender allgemeiner Entwicklung deutlich zu werden. Die merkwürdigen Gesetze der Vererbung, wie sie zum Teil für die Papillarlinien (*Poll, Bonnevie*) aufgedeckt sind, und wie sie auch bei den großen Hautfalten der Palma manus sich finden, harren noch der wissenschaftlichen, exakten Erklärung.

Mancher wird eine Schilderung der Papillarlinien und ihrer Beziehungen zu dem Konstitutionstyp vermissen. Da solche Untersuchungen eine ausgedehnte Erfahrung an Durchschnittstypen voraussetzen, wie ich sie nicht besitze, so wurde davon Abstand genommen. In einer privaten Mitteilung hatte *Poll* die Liebenswürdigkeit, mir kurz eigene Arbeiten anzudeuten, die auf Besonderheiten der Papillarlinienbildung bei den *Kretschmer*schen Konstitutionstypen fahnden. Die Ergebnisse der *Poll*schen Arbeiten werden für die Konstitutionsforschung von großer Bedeutung sein.

Im folgenden soll noch eine gedrängte Zusammenfassung der Haupthandeigentümlichkeiten bei Schizophrenen und Manisch-Depressiven gegeben werden.

<table>
<tr><td align="center">Schizophrene.</td><td align="center">Manisch-Depressive.</td></tr>
</table>

Äußere Form.

Schizophrene	Manisch-Depressive
Leptosom bei 36 Vp. (65,5%) (davon asthenisch[Aristokratenhand] 14 Vp., athletisch 22 Vp.) Dysplastisch-infantil bei 12 Vp. (21,8%) Rein pyknisch bei 7 Vp. (12,7%).	Pyknisch bei 44 Vp. (97,6%) Leptosom (stark athletischer Einschlag 1 Vp. (2,4%).

Handansatz am Arm.

Schizophrene	Manisch-Depressive
Eckig, Vorspringen der Processus styloidei bei 34 Vp. (61,8%).	Weiche abgerundete Formen bei 40 Vp. (88,9%).

Finger.

Schizophrene	Manisch-Depressive
Grazil, gedreht, Phalangenhöhe gleich zwei- bis dreifacher Phalangenbreite.	Fingerkonturen verstrichen, gleichmäßig, häufig leicht zugespitzt. Phalangenhöhe gleich 1- bis 2fache Phalangenbreite.

Maße aller untersuchten Fälle.

Handlänge:

Minimal	17 cm	17,5 cm
Durchschnitt	20,5 ,,	19,5 ,,
Maximal	22,5 ,,	20,0 ,,

Erster Finger: Grundphalanx zu Endphalanx.

Länge: 3,7 zu 3,5 cm   3,7 zu 3,5 cm

Umfang des Interphalangealgelenkes des ersten Fingers

5 5 cm   6,7 cm

Grundphalanx zu Mittelphalanx zu Endphalanx in cm im Durchschnitt:

2. Finger 4,4 zu 2,6 zu 2,6	5,1 zu 3,0 zu 2,5
3. ,, 4,8 zu 2,8 zu 2,8	5,2 zu 3,2 zu 2,9
4. ,, 5,0 zu 3,2 zu 2,5	5,0 zu 3,2 zu 2,5
5. ,, 4,5 zu 2,4 zu 2,4.	4,2 zu 2,7 zu 2,5.

Umfang des proximalen Interphalangealgelenkes zu Umfang des distalen Interphalangealgelenkes:

im Durchschnitt

2. Finger 5,5 zu 4,5	6,4 zu 5,5
3. ,, 5,7 zu 4,7	6,7 zu 5,7
4. ,, 5,1 zu 4,3	6,5 zu 5,3
5. ,, 4,6 zu 3,9.	5,9 zu 4,9 [1].

Fingergelenke.

Bewegungseinschränkung des proximalen Interphalangealgelenkes des fünften
Fingers:

In 40 Fällen = 72,2%.	In 5 Fällen = 10,1%.

Ankylosen.

In 5 Fällen = 9,1%.	0 %.

Syndaktylie.

In 1 Fall = 1,8%.	0 %.
Verhältnismäßig häufige Auftreibungen der Interphalangealgelenke (Knotenbildungen) besonders bei Katatonikern.	Interphalangealgelenke glatt, meist verstrichen, Knotenbildung selten.

Fingerkuppen.

Meist zugespitzt bis mittel, verdickt nur in 5 Fällen = 9,1%.	Meist mittel bis verdickt bei konischer Form, zugespitzt in 9 Fällen = 20%.

Nagelansatz und Form.

Vorwiegend gotischer Bogen bei Aristokratenhänden, mehr rechteckig bei Athletikerhändern, im Verhältnis zur Länge nur geringe Breite (Länge zu Breite etwa 2 : 1 bis 3 : 1).	Romanischer Bogen bis Rechteckform, stark betonte Breite bei geringer Länge (Verhältnis von Länge zu Breite = 1 : 1 nicht selten 1 : 2),
Nagelwölbung zeigt nicht selten Anklänge an Uhrglasformen.	Nagelwölbung zeigt mitunter eine Klauenform.

Nagelfarbe.

Häufig blaugrau bis livid.	Meist graurot.

Fettpolster.

Schwach entwickelt, deutliche Konturierung von Knochen, Muskeln, Sehnen und Venen.	Gut entwickelt, weiche Abrundung und Ausgleichung aller Formen. An der Innenhand häufig Aussparung der Handmitte, so daß es zu einer Grubenbildung kommt (bei 28 Fällen = 62,2%).

---

[1] Die Streuung der Maßzahlen war bei dem untersuchten Material nach oben
und unten etwa gleichmäßig, so daß eine genaue Wiedergabe hier nicht notwendig
erscheint.

Handhaut.

Meist durchsichtig bis mittel.	Meist mittel bis gedeckt.

glatt bis rauh ohne deutlich typische Verteilung (Berufseinfluß).

Mittelelastisch bis unelastisch.	Elastisch bis mittel.
Dünn bei Aristokratenhänden und bei dysplastisch-infantilen, mittel bis dick bei Athletikern.	Meist dünn bis mittel.
Zart bei asthenischen und dysplastisch-infantilen, mehr derb bei Athletikern.	Meist zart bis mittel.
Schlaff bei dysplastisch-infantilen, mittel bei Aristokraten und Athletikern.	Mittel bis gespannt bei Manischen, schlaff bis mittel bei Depressiven.

Durchblutung.

Feucht bis mittel	Meist trocken
meist bläulich livid	grau bis rot
mittelwarm, häufiger noch kalt.	meist warm.

Muskelbild

(siehe unter Fettpolster).

Venen.

Meist deutlich hervortretende proximo-distale Anordnung, leichte Sichtbarkeit.	Selten deutlich sichtbar.

Hautfalten der Palma.

Neben der radio-ulnaren Anordnung deutlich proximo-distale Entwicklung bei aristokratischen und dysplastisch-infantilen Händen, geringe Tiefe und Breite der Hautfalten (50%).	Im wesentlichen radio-ulnare Anordnung, Hautfalten deutlich vertieft, häufig breit (84,4%).

Behaarungstyp.

Aristokraten und Dysplastisch-infantile schwach bis mittel behaart, Athleten mittelstark behaart, häufig auch bei Frauen, ähnlich wie an den Beinen Andeutung von männlichem Behaarungstyp an den Vorderarmen.	Bei Männern mittelstarke bis starke Behaarung, die bis zur Mittelphalanx reicht. Bei Frauen leichte Flaumbehaarung.

Breiteste Handteile.

(Umfangsmessung in der Höhe der Fingergrundgelenke) durchschnittlich 17 cm.	(Umfangsmessung etwa in der Mitte des Handtellers) durchschnittlich 18,5 cm.

Umfang in Höhe der Unterarmhandgelenke:

Durchschnittlich 15,8 cm.	Durchschnittlich 17,2 cm.

Motorik.

Häufig grazile Bewegungen möglich. Ausgesprochene Beteiligung der einzelnen Finger bei Handbewegungen.	Armut an feineren Bewegungen („gebundene Handhaltung der Hilflosigkeit" bei Depressiven).
	Mimische Armut der Finger („Neigung zu mittlerer Ruhelage").

Manierierte Gebärdensprache

Reiche, natürlich fließende Gebärdensprache bei Manischen, arme, schlaffe, gehemmte Gebärden bei Depressiven.

Hände werden häufig versteckt gehalten.

Hände werden gern entgegen gestreckt, besonders bei Manischen.

Die Hand wird häufig mit einem betonten Mißtrauen gegeben. Die dargebotene Hand wird rasch wieder fahren gelassen. Mitunter Neigung, unverständlich versonnen mit den Fingern der dargebotenen Hand zu spielen.

Unbekümmerte Art, die Hand zu geben bei Manischen. Depressive sind in ihrer Art, die Hand zu geben, etwas schwerfällig, gehemmt, halten die Hand gern lange Zeit fest, scheinen sich anklammern zu wollen.

Der Händedruck der nicht stuporösen Schizophrenen, besonders der Katatoniker und Paranoiden, hat häufig etwas Vibrierendes, Unruhiges, Lauerndes. Mitunter hat man ein Gefühl, als liefen während des Händedruckes fibrilläre Spasmen in der Muskulatur ab.

Der Händedruck ist gewöhnlich gleichmäßig, von einem natürlich wirkenden Affekt getragen.

Schlußwort.

Die Handbildung wies rechts und links, wie bei jedem normalen Menschen, mehr oder weniger geringfügige Unterschiede auf, die feinere Einzelheiten des Habitus betrafen. Diese Unterschiede waren so gering, daß sie bei der Zusammenstellung der Untersuchungsergebnisse vernachlässigt werden durften. Die absoluten Maße sind in der eigentlichen Arbeit vermieden worden, weil ihr tatsächlicher Wert nur gering ist, und *alles auf die Relation ankommt*, wie in der Arbeit selbst mehrfach betont worden ist.

Die Zahlen, die sich für die Vp. angegeben finden, beziehen sich nur auf die Fälle, die genau nach dem vorher festgelegten Schema untersucht wurden. An mehreren hundert Fällen wurden die gesammelten Beobachtungen im Laufe der Jahre nachgeprüft. Hierbei ergab sich, daß *ein Merkmal allein nie entscheidend* war, sondern daß es für den endgültigen Eindruck immer auf *eine Art Abwägen der gesamten feststellbaren Merkmale ankam*, die zu einer Art Mosaik zusammengestellt werden mußten.

Die Materie bietet auch optisch Begabten denkbar große Schwierigkeiten. Der zunächst auftauchende Einwand, daß die Feststellung der Handtypen nur unter Zuhilfenahme intuitiver Begabung erfolgen könnte, ist durch die Erfahrung entkräftet, daß sich die Merkmale Anderen lehren ließen. Dabei zeigte sich allerdings, daß die genaue Einarbeitung in die Materie mindestens ein Jahr erfordert.

An dieser Stelle habe ich die angenehme Pflicht zu erfüllen, allen denen, die mich bei der Arbeit förderten, zu danken.

Herrn Professor *Hauptmann* verdanke ich die erste Anregung zur Bearbeitung des Themas.

Meinem verehrten Lehrer und Chef, Herrn Geheimrat *Hoche*, verdanke ich das Patientenmaterial. Der kritischen Würdigung, die er den ersten Ergebnissen dieser Arbeit zuteil werden ließ, entsprang der Mut zum weiteren Ausbau.

Die Möglichkeit, an den Ergebnissen dieser Arbeit erstmals eine Prüfung auf das Exempel zu statuieren, verdanke ich Herrn Professor *Bleuler*. Er führte mich im Frühjahr 1926 selbst durch den ganzen Frauenbau seiner Anstalt und ermöglichte es mir, an seinem Patientenmaterial aus den Händen eine kurze Zustandsdiagnose zu stellen. Das Ergebnis dieser Nachprüfung ergab eine Bestätigung der in Freiburg erhobenen Befunde.

Ferner bin ich den Herren Dr. *Kohler* und Dr. *Baumgartner* von der hiesigen Chirurgischen Poliklinik dankbar, die liebenswürdigerweise die Röntgenbilder anfertigten.

Herr Dr. *Lehmann* vom hiesigen Zoologischen Institut unterstützte mich bei der Beschaffung von Literatur aus dem Gebiete seines Faches. Außerdem bin ich ihm für die Anfertigung der Handphotographien, der er viel Zeit opferte, sehr verbunden.

Literatur.

Es würde im Rahmen dieser Arbeit viel zu weit führen, ein ausführliches Referat aller Arbeiten zu geben, die mir über Chiromantie zugänglich geworden sind. Für alle, die sich eingehender mit diesem Thema beschäftigen wollen, verweise ich auf das Literaturverzeichnis am Schlusse dieser Arbeit. Hier sei es gestattet, aus der Flut der Literatur einige Bücher herauszugreifen, die mir als besonders wesentlich erschienen sind, was ihre Wertlosigkeit oder ihren Wert angeht.

Die einzelnen Werke sollen in geschichtlicher Reihenfolge besprochen werden. Hier läßt sich ein Eingehen auf die Laien-Literatur nicht vermeiden, da sich dort gut beobachtete Einzelheiten niedergelegt finden.

Aristoteles, der gerne zitiert wird, am meisten von Laienchiromanten, Leuten, die, wie es scheint, ihn am wenigsten gelesen haben, kennt anscheinend weder das Wort Chiromantie, noch Chirologie noch Chirosophie oder Chirognomonie, Worte, die im Mittelalter und besonders in neuester Zeit erst recht populär geworden zu sein scheinen. Alles, was ich bei ihm finden konnte, beschränkt sich auf folgende Angabe:

„τοῖς μὲν μακροβίοις (τὸ τῆς χειρὸς θέναρ διήρηται) ἑνὶ ἢ δυσὶ δἰ ὅλου, τοῖς δὲ βραχυβίοιςὶ δυσὶ καὶ οὐ δἰ ὅλου· ὅσοι τὴν διὰ τῆς χειρὸς τομήν ἔχουσι δἰ ὅλης μακροβιώτεροι“.

Ferner berichtet die Mythe davon, daß *Aristoteles* auf einem Altar des Hermes ein Buch über die Hand gefunden habe, das mit goldenen Buchstaben geschrieben war, und das er Alexander dem Großen übersandt haben soll. Von diesem Werke scheint der Nachwelt nichts überkommen zu sein. Ebensowenig konnte ich genauere Angaben bei *Anaxagoras* finden, der auch oft zitiert wird. *Aristoteles* kommt im 6. Kapitel des 4. Buches seiner Abhandlung von den Teilen der Tiere darauf zu sprechen, daß *Anaxagoras* die Behauptung aufgestellt habe, der Mensch sei das verständigste unter den Tieren, *weil* er Hände habe. Man könnte aus dieser Behauptung vielleicht auf eine nähere Beschäftigung mit Händen schließen, es erscheint mir aber doch sehr wesentlich, darauf hinzuweisen, daß gerade die neuesten „Chiromanten" die es lieben, mit etwas mystischem Unterton auf „Werke der Alten" zu verweisen, die nur ihnen zugänglich gewesen seien, wohl kaum mehr als die Namen von anderen Autoren zitiert gelesen haben.

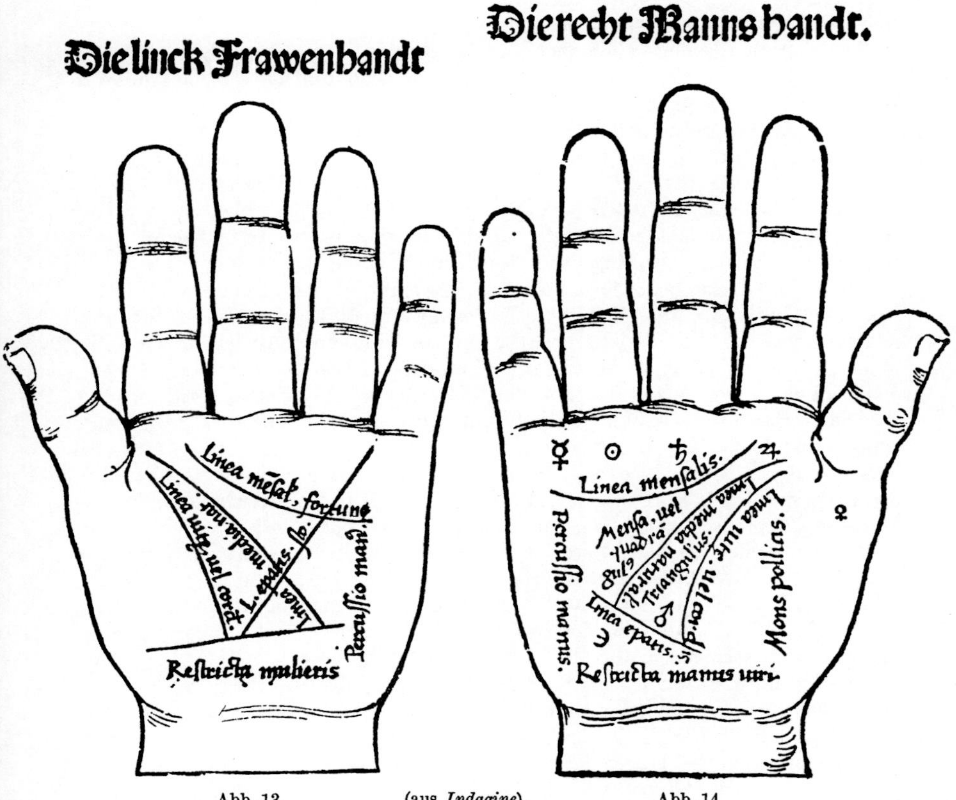

Abb. 13   (aus *Indagine*).   Abb. 14

Bei *Hippokrates* finden sich einige Angaben über Hände bei Fiebernden und Sterbenden, die trefflich beobachtet sind. Genaueres über Chiromantie habe ich in der mir zugänglichen Ausgabe, die von Philologen als maßgebend betrachtet wird, nicht finden können.

Auch *Plato* gibt keine genauen Hinweise auf chiromantische Tatsachen.

In der Bibel wird gerne auf verschiedene Stellen hingewiesen (siehe Literaturverzeichnis).

Aus dem Jahre 1523 fand ich ein Werk von *Johannes Indagine (Joh. Dryander)* mit dem Titel „Die Kunst der Chiromantzeyußbesehung der Hend". Chiromantie wird hier definiert als „die Kunst der Hantbesehung, die man nennet das Warsagen der Hent" (Abb. 13 und 14).

Jede Erhöhung am Grundgelenk eines jeden Fingers wird hier mit dem Namen

eines Planeten besetzt, außerdem werden die 12 Sternbilder in der Hand unter-
gebracht. Jedem dieser Zeichen wird ein bestimmter Charakterzug beigelegt, der
der griechischen Sage entnommen ist.

Zum Beispiel der „martialische Mensch", der roh und derb geartet, auf Händel
und Streit aus sei, der „apollinische" Mensch, der zart und fein geartet, allen
edlen und freien Künsten zugetan sei, der „merkurialische" Mensch, der ein
guter Redner und Kaufmann sei, sich auf die Erforschung der Natur verstehe,
aber auch etwas zum Mißbrauch dieser Kenntnisse neige. Jedem dieser Planeten
sind dann einige Sternzeichen zugeordnet, aus deren Erkenntnis man die Wesen-
heit des Beobachteten noch feiner herausarbeiten könne.

Die einzelnen Linien haben auch ihre Benennung. Aus diesen Linien soll man
durch genaue Beobachtung ihres Verlaufes nun das zukünftige Geschick des Untersuchten herauslesen können. Soweit es nötig erscheint, werde ich auf dieses
Werk bei der Besprechung des Folgenden zurückkommen.

Das Gesamturteil über dieses Werk kann man wohl ohne Voreingenommenheit
so zusammenfassen, daß es sich um eine stark spekulative Einstellung zu diesen
Dingen handelt, die mit einer gewissen Großzügigkeit durchgeführt ist, daß aber
die Deduktionen zu eilig gezogen sind, so daß diese Behauptungen zu wenig durch
praktische Beobachtungen geläutert sind, zum Nachteil der vertretenen Ansicht.

Mehr auf eigene Beobachtung gestellt erscheint das Werk des Dr. *Philippus
May* aus dem Jahre 1697, betitelt „Chiromantia medica". In seiner recht originellen Einleitung erzählt der Verfasser zur Abwehr von Vorurteilen, die seiner
Meinung nach nicht begründet sein sollen, die Geschichte von dem Könige, die —
wenn ich nicht irre — von Pittakos, dem Herrscher von Mythilene, berichtet wird,

Dieser Mann war als Sklave geboren und später König geworden. Die Leute
seines Volkes, die ihn als Emporkömmling nicht recht anerkennen wollten, be-
kehrte er durch ein hübsches Gleichnis. Eines Tages ließ er einen Gott aufstellen-
der aus purem Golde gefertigt war. Alles Volk fiel in großer Verehrung vor diesem
Gotte nieder, dem es besondere Macht zutraute. Als der König nach einiger Zeit
bekanntgeben ließ, daß das Metall, das jetzt den Götzen darstellte, früher einem
„unedlen Geschirre", das niedrigem Gebrauche diente, die Form gegeben hatte,
erklärten alle, daß das jetzt ohne Bedeutung sei, da man eben den Gott darin
verehren müsse. Von diesem Tage an soll dem Herrscher die Anerkennung nicht
mehr versagt worden sein.

Im folgenden schildert *May* als guter Psychologe, daß die Dinge, die man aus
der Hand erkennen könne, mehr eine Warnung darstellten, als ein sicheres Geschick.
So könne man ein hitziges Temperament wohl erkennen, doch sei es nicht unbedingt gesagt, daß dem Träger dieses Temperament zum Schaden gereichen müsse,
wenn er nur Dinge, die die „natürliche Wärme" vermehren, wie hitzige und viele
Getränke, Reisen und Lieben, vermiede. Ein zu „kaltes und wässeriges Tempera-
mentum" solle man nicht durch viel Trinken und Stillsitzen vermehren, da man
so einen schwachen Magen, Schwind- und Wassersucht fördere. Im Folgenden
führt er dann die Namen der einzelnen Linien der Hand an, die ich im beiliegenden
Handschema wiedergeben will. Es bezeichnet hier: A linea vitae vel cordis
($\dot{\alpha}\pi\dot{o}\tau$ $\tilde{\eta}\varsigma$ $\varkappa\alpha\varrho\delta\acute{\iota}\alpha\varsigma$), aus der man die Funktionen von Herz, Brust, Milz und Leber
erkennen könne. B soror lineae vitae vel cordis (linea martis). C linea media na-
turalis (linea cephalica) ($\dot{\alpha}\pi\grave{o}$ $\tau\tilde{\eta}\varsigma$ $\varkappa\varepsilon\varphi\alpha\lambda\tilde{\eta}\varsigma$). cc rami prosperitatis. D Gedärm Linie
(linea mensalis, fortunae bei Indagine). E linea hepatica vel stomachica. Dazu
bringt *May* noch Triangel (vgl. Skizze), und die „Glücks-Linea Saturni". Die
distalste Querlinie am Handgelenk bezeichnet er als rascetta linea, die
proximaleren als lineae restrictae. Die kleinen Erhebungen am Grunde
eines jeden Fingers bezeichnet auch er, wie seine Vorgänger, mit Planeten-
Namen (Abb. 15) Venus, Jupiter, Saturn, Apollo, Merkur, dazu kommen noch

am ulnaren Handrande Luna und Mars. Außer dem Charakter der Gottheiten, den er in verschieden starker Ausbildung wiederzufinden glaubt, ist noch die Ausprägung der Linien wesentlich für *May*. „Gute" Linien müssen breit und „lebhafter Farbe" sein, während es ihm ein signum mali ominis ist, wenn die Linien ungleich, von kleinen Linien durchschnitten sind, das sich noch verschlimmert, wenn die Linien sogar „gebrochen" erscheinen. Die Tisch- oder Gedärmlinie gibt dem Verfasser einen Anhaltspunkt für die Beschaffenheit der Gedärme, des Genitales, der Nieren, der Galle, der Fruchtbarkeit und der Unkeuschkeit. Wie viele Kinder man zeugen könne, was den Frauen an Erkrankungen der Geschlechtsorgane, den Männern an Koliken, beiden an Hernien, „Steinen" und Hämorrhoiden drohe, alles das will *May* kombinatorisch aus der Beschaffenheit dieser Linie erkennen. Wesentlich erscheint ihm ferner eine „gute Proportion", für die er einige Maße näher angibt, die im allgemeinen auch den Maßen entsprechen, die die bildenden Künstler für erforderlich halten, um eine ästhetische Wirkung zu erzielen (goldener Schnitt). Aus einer guten Proportion will er eine gute Gesundheit und gutes Temperament, Tugend, Mut und Freiheit erkennen. Frauen weissagt er aus einer guten Proportion glückliche Geburten.

Soweit die Proportion der Hände mit einer guten Proportion des übrigen Körpers einhergeht, werden die modernen Frauenärzte kaum widersprechen.

Bei Männern schließt er aus zu großen Händen mit zu langen Fingern auf Stolz und Hoffart.

Soweit er damit die sogenannten „schönen Hände" meint, wie man

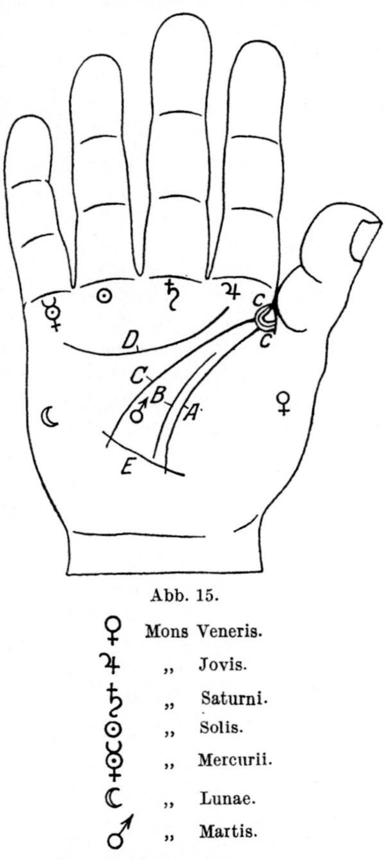

Abb. 15.

♀	Mons	Veneris.
♃	„	Jovis.
♄	„	Saturni.
☉	„	Solis.
☿	„	Mercurii.
☽	„	Lunae.
♂	„	Martis.

(Erklärung der Buchstaben im Text.)

sie bei Schauspielern und Tänzern häufig findet, und wie ich sie unter meinen Aufzeichnungen gerne als „Tänzer- oder Variétéhände", eine Abart der Aristokratenhand, notierte, mag es wohl zutreffen. Es handelt sich verhältnismäßig oft um „schizoide" Psychopathen, die sich gerne als verkannte Genies fühlen, daraus eine Verpflichtung herleiten, alles, was ihnen bürgerlich erscheint, mit dummem Hochmut, unter Verzicht auf jede Einfühlung, abzutun. Natürlich ist für meine Beurteilung nie die rohe, äußere Form allein bestimmend gewesen. Fast nie trifft *Mays* Behauptung bei einem Typ zu, der äußerlich etwas akromegal anmutet und häufig eine geradezu erstaunliche Gutmütigkeit und Gutartigkeit bei einer rührenden körperlichen Ungewandtheit und Kraft zeigt.

Überlange Finger scheinen *May* auf eine furchtsame, weibische Persönlichkeit hinzudeuten, die gut „lernt" und recht geschickt ist. Kurze Finger will er dagegen bei furchtsamen Leuten, die geizig und ungeschickt sein sollen, gefunden haben. „Die Lebenslinie muß sich, um gut und glücklich zu sein, mit der Kephalika berühren", schreibt er weiter. Diese Berührung soll unter der Mitte des Zeigefingers stattfinden. Findet sie erst unter dem Mittelfinger statt, so soll es ein mühsames Leben bedeuten. Ist der Verlauf dieser Linie „ungestört", so soll man daran einen Menschen erkennen können, dem „die Melancholie nicht schadet". Ist die „soror", eine Parallele dieser Linie, vorhanden, so soll man daraus auf eine besonders starke Vitalität schließen können, insbesondere auf ein gesundes und starkes Herz. Unglück, besonders Herzklopfen, Neigung zu Ohnmachten, Schlagfluß, „schwerer Not" und hitzigen Krankheiten zeigt die Lebenslinie für den Besitzer an, wenn sie kurz, mit der Kopflinie nicht vereint, ohne „rami prosperitatis", zu blaß oder zu rot, mit Warzen, Flecken oder Grübchen besetzt sei. Auch ein geketteter Verlauf, Kreuze und andere Zeichen geben Dr. *May* eine ungünstige Prognose für die vita des Trägers. Bei graviden Frauen soll die rote Farbe dieser Linie auf Söhne deuten. Die Bedeutung der einzelnen Punkte und Flecken wird sehr liebevoll angegeben. Verbessernd wirkt es, wenn man eine stark und gut ausgeprägte Parallellinie zur Lebenslinie, die derart aussieht, findet. In gleicher Weise werden nun die anderen Linien behandelt. Erscheinen dem Verfasser die Spekulationen zu weitgehend, so fühlt er sich genötigt, Belege für seine Behauptungen heranzubringen. So schildert er, was er an dem einen, der gehängt, und an dem anderen, der erschlagen worden sei, für Linienkombinationen gefunden habe, in gleicher Weise, wie auch Indagine seine „Kasuistik" als Beweis beibringt. Leider halten die angeführten Fälle nicht der Kritik stand, auch wenn Name und Zeit des Geschehnisses angeführt sind, da immer nur ein Fall zitiert wird, der häufig genug nur vom Hörensagen bekannt ist. Bemerkenswert erscheint mir, was *May* über die Nägel sagt. Er weiß, daß ein Nagel in etwa drei Monaten wächst und benutzt diese Kenntnis, um den Zeitpunkt der Geschehnisse abzulesen.

Soweit es sich um Hautaffektionen handelt, macht er es nicht anders, als der moderne Dermatologe mit allen Hautaffektionen. Außerdem werden aber allerlei Spekulationen an die Nageldeformationen geknüpft, die der Beweisführung harren.

Im weiteren Teil seiner Abhandlung kommt *May* auf die Gesichtsbildung zu sprechen, Dinge, die über den Rahmen dieser Untersuchung doch zu weit hinausgehen und sonst schon überreichlich, wenn auch noch nie wirklich erschöpfend, behandelt worden sind.

Um die gleiche Zeit war ein Werk von *Giambattista della Porta* sehr verbreitet, der, wie seine Zeitgenossen, nach aristotelischer Manier aus dem Körperbau auf Charaktereigenschaften schloß (vgl. auch S. 482).

Noch viele bemerkenswerte Werke wären zu erwähnen, die aber nichts wirklich Originelles mehr bringen, bis um die Mitte des vorigen Jahrhunderts der Franzose *d'Arpentigny*, ein alter napoleonischer Offizier, seine Beobachtungen veröffentlichte, die recht viel Aufsehen erregten. In seinem Werke scheinen wesentliche Beobachtungen niedergelegt zu sein, die für die nachfolgenden Chiromanten bedeutsam geworden sind. Mein Auszug stützt sich auf die Übersetzung von *Schraishuon*, die 1846 in Stuttgart bei Becher erschienen ist unter dem Titel: „Chirognomonie oder Anleitung, die Richtungen des Geistes aus den Formen der Hand zu erkennen". In der Einleitung betont *d'Arpentigny* die Widersprüche, die sich zwischen den Theorien *Galls, Lavaters* und ihrer Schüler befänden, doch meint er, daß eine Theorie der anderen helfen könne. Im Folgenden kommt er dann dazu, 7 Handtypen ihrer Form nach zu unterscheiden. Es sind dies: 1. *die primitive oder uranfängliche Hand*, der er folgende Kennzeichen gibt: Die Finger sollen dick sein, ohne jede Geschmeidigkeit, der Daumen sieht abgestumpft aus, zuweilen wie ausgestülpt, die Handfläche soll von einer ungeheuren Weite, Dicke und Härte sein. Diese primitiven Hände scheinen ihm besonders bei Bauern aufgefallen zu sein, denn er schreibt, daß solche Hände nur zu Arbeiten ausreichten, für welche „das trübe Licht des Instinktes ausreiche" (Ackerbau, grobe Arbeiten, Krieg). Die Tugenden dieser Leute findet er in ihren „negativen Fähigkeiten".

2. *Die Spatelhand.* Er versteht darunter eine Hand, die distal breiter erscheint, als proximal, deren Finger eckig und distalwärts spatelförmig verbreitert sind, und die eine gewisse Proportion zur Handfläche aufweist. Solche Hände mit großem Daumen sollen sich besonders bei Leuten finden, denen Entschlossenheit und Selbstvertrauen mehr liegen, als Ergebung in ihr Schicksal. Sie sollen ein Begehren nach Überfluß in sich tragen und einen „Instinkt für den Lebenszweck" besitzen. Aus Leuten mit solchen Händen sollen sich die Herrscher im Reiche der materiellen Interessen rekrutieren. Besitzer dieser Hände mit platten Fingern sollen Zierlichkeit und Bequemlichkeit lieben und mehr den Eingebungen der Mode folgen, als irgendwelchen künstlerischen Instinkten. Überhaupt schreibt *d'Arpentigny* diesen Leuten ein Fehlen gewisser feinerer Empfindungen zu. Er meint, sie seien „eher Vielesser als Feinschmecker". Besitzer von Spatelhänden mit spitzen Fingern sollen mehr Sinn „für das Künstlerische und den Katholizismus", solche mit „Spatel"-Fingern mehr Sinn „für das Reale und den Protestantismus haben".

3. kennt der Verfasser *die künstlerische Hand.* Das sind Hände, die sich distalwärts verjüngen, so daß eine konische Form entsteht. Das soll auf eine gute „Inspiration und Einbildungskraft" hindeuten. Hier werden mannigfache Einzeltypen unterschieden, deren Schilderung zu weit führen dürfte. Im wesentlichen will er bei künstlerischen Typen an negativen Eigenschaften eine Neigung zu Sinnlichkeit, Trägheit, Selbstsucht, Sonderbarkeit, Zynismus, Verschwendungsgeist, intellektueller Untüchtigkeit, Schlauheit, Hang zu Lüge und Übertreibung gefunden haben.

4. ist die „*nützliche Hand*" zu erwähnen. Sie wird als mittel, eher groß als klein, mit knotigen Auftreibungen der Interphalangealgelenke, eckigen Endphalangen, großem Daumen, mittelgroßer, hohler und ziemlich fester Palma geschildert. Den Inhabern dieser Hände wird Beharrlichkeit zugeschrieben. Ferner soll es sich um überlegende Menschen handeln, die auch Sinn für Ordnung und Schicklichkeit besitzen. Ihr Auftreten soll positiv, methodisch und bestimmt sein, das Organisieren, Ordnen und Regulieren soll ihnen liegen.

5. werden *philosophische Hände* geschildert, die an ihrer großen Palma, die sich recht elastisch anfühlt, an ihren knotigen Interphalangealgelenken und ihren halb eckigen, halb kegelförmigen Endphalangen erkennbar sein sollen. Zu dieser Hand gehört ein großer Daumen mit zwei fast gleichlangen Phalangen. Solche Hände sollen den „sensualistisch-rationalistischen" Menschen zugehören, die ernster Begeisterung fähig sein sollen, eine Liebe für das absolut Wahre und ein Bedürfnis, es aufzusuchen, haben.

6. beschreibt der Franzose noch die *geistigen Hände*, wie sie Leute „mit göttlicher Vernunft", Plato und Jesus, gehabt haben sollen. Diese Hände sollen klein und fein sein, ihre Handfläche mittelgroß, die Finger glatt, eventuell sehr leicht wellenförmig, die Endphalangen lang und dünn. Der Daumen dieser Hand sei zierlich und klein. Das sei die Hand, die Streben nach Wahrheit und Liebe und höchster Erhabenheit anzeige.

7. bringt diese Einteilung „*gemischte Hände*", die sehr häufig sein sollen. Sie zeigen jedes der vorgenannten Merkmale in verschieden starker Ausbildung. Je nach der Ausbildung der Stigmen sei auch der Charakter zu bewerten, der eben eine Mischung dieser verschiedenen Eigenschaften aufweise.

Die große Tat *d'Arpentignys*, den auch der unaufrichtigste moderne Jahrmarktschiromant zum mindesten dem Namen nach kennt, ist, daß er die Handdeutung aus dem Wust mittelalterlicher Wahrsagekunst gelöst hat und dazu gebracht hat, bei der Aufstellung einer charakterologischen Wissenschaft zu helfen. Ich brauche wohl nach dem obigen Referat nicht zu betonen, daß man den Eindruck einer gewissen Selbstüberschätzung nicht los wird. Alles, was an Tatsachen angeführt ist, will mir wohl recht gut beobachtet scheinen, krankt aber etwas an der apodiktischen Schärfe, mit der es vorgebracht wird. Schließlich hat man nach den Beobachtungen zwar den Eindruck, daß hier eine gute Arbeitshypothese geschaffen worden ist, die aber die Läuterung an Tausenden von Beobachtungsreihen nötig hat.

Etwa gleichzeitig mit der hier angezogenen deutschen Übersetzung von *d'Arpentigny* erschien von *C. G. Carus* eine Arbeit über Grund und Bedeutung der verschiedenen Formen der Hand. Die Arbeit findet sich auch im wesentlichen in der 1925 von *Lessing* besorgten Ausgabe der Symbolik der menschlichen Gestalt von *Carus*. Dieses überaus interessante Werk verwertet etwa die gleichen Beobachtungen wie *d'Arpentigny*, nur reichhaltiger, großzügiger, phantasievoller und zum Teil auch wissenschaftlich geschulter. Die Anschauungen von *Aristoteles* bis *Giambattista della Porta*, daß sich die körperbaulichen Eigentümlichkeiten, die an bestimmte Tiere erinnerten, in Parallele setzen ließen zu bestimmten hervorstechenden Eigenschaften dieser Tiere (z. B. Stiernacken und Kraft) werden hier in künstlerisch fein empfundener Weise weiter ausgebaut. Das Werk ist durch die geistesverwandte Interpretation *Lessings* wertvoll bereichert. Ergebnisse von Nachprüfungen hier anzuziehen, würde zu weit führen.

Die Nachfolger *d'Arpentignys* sind in den großen Fehler verfallen, trotz der eindringlichen Mahnung des Verfassers, alle Angaben selbst nachzuprüfen und nichts „aufs Wort" zu glauben, das ganze Werk als festeste Wahrheit zu übernehmen, während schon bei flüchtiger Überprüfung die Fehlerquelle recht bedenklich erscheint, die dadurch entstehen muß, daß alles, was an Charaktereigenschaften vorgebracht wird, unter dem Zeichen von Gut und Böse steht.

Werturteile scheinen aber doch immer etwas in sich zu tragen, was der Wissenschaftlichkeit von Behauptungen recht abträglich ist. Sine ira et studio. Die kritiklose Übernahme der Lehren ihres Meisters hat denn auch den meisten Schülern und sicher noch mehr der tatsächlichen Anerkennung *d'Arpentignys* geschadet.

Viele Jahre später hat sich der französische Physiologe *Vaschide*, der leider zu früh verstorbene Schüler *Richets*, der Aufgabe unterzogen, in einem umfassenden Werke über die „Psychologie der Hand" möglichst objektiv an die chiromantischen Behauptungen heranzugehen.

Ein Auszug, der sein Werk eingehender zu beleuchten versucht, soll
folgen, nachdem erst die Entwicklung, die *d'Arpentignys* Ideen in Laienkreisen genommen haben, weiter verfolgt worden ist.

Ich will nur noch zwei Werke aus der neuesten Zeit beleuchten. *Magret Naval*
gab 1922 ein Werk heraus, betitelt „die Hand als Charakterspiegel". In einer recht
ausführlichen Einleitung spricht die Verfasserin lange über Intuition, die sie mit
einem anderen, nicht recht glücklich gewählten Ausdrucke als „mystischen Über-
sinn" bezeichnet, den sie andererseits wieder mißverständlich mit Begabung schlecht-
hin zusammenbringt. Ferner erscheint mir mitunter die Art, wie Schlüsse gezogen
werden, etwas weitgehend. Man hat besonders in der Einleitung zeitweise ein
Gefühl, als sei ein „pars pro toto-Prinzip" etwas weit getrieben. Im allgemeinen
ist aber eine gewisse Kritik doch recht erfreulich. So spricht die Verfasserin lange
darüber, daß die Gefahr groß sei, sich durch das Äußere des Konsultierenden,
durch sein Mienenspiel, sein Benehmen, durch Ausrufe und Fragen beeinflussen
zu lassen. Auf der anderen Seite wirken Fachwörter, die der Medizin wohl nur
formal entstammen, wie „seelische und sexuelle Psychosen", irreführend. Frl.
Naval empfiehlt, die linke Hand anzusehen, da sie weniger durch den Beruf
verbildet sei als die rechte.

Die Beobachtung von Händen hat mich davon überzeugen können,
daß der Beruf verhältnismäßig recht wenig ausmacht, und daß für
manche Menschen eine Differenz im Aussehen beider Hände doch
recht bezeichnend ist.

Doch nun zu den Behauptungen, die in diesem Werke gemacht werden. Kleine
Hände sollen allgemein ungünstig sein, da sie für Schwäche, Mißgunst und Klein-
lichkeit sprechen. Je nach der Farbe dieser Hände soll man noch Schwäche,
Verschlagenheit, Lüsternheit oder Jähzorn erkennen können. Große Hände sollen
auf Schwerfälligkeit, Trägheit, Gutmütigkeit und niedere Organisation hindeuten.
Während eine fleischige und große Hand Brutalität anzeigt, soll eine magere
Hand den Typ verbessern. An der Farbe soll man erkennen können, ob es sich
um einen mehr faulen oder um einen mehr genießerischen Menschen handelt.
Die proportionierten Hände sollen ausgeglichen sein und alle Möglichkeiten in sich
schließen können. Die Farben der Hand sollen einen guten Anhaltspunkt für manche
Charaktereigenschaften bieten. Weiß sei allgemein die Hand derer, die bequem,
schwach, begehrlich, lüstern und träge seien. Die rosige Hand deute auf einen
guten Charakter, der gesund sei, offen und lebhaft. Bläulich sei die Hand der melancholischen, stillen Grübler. Gelbliche Farbtöne seien dagegen den Händen derer
eigen, die gerne sich als nöglerisch, unverträglich, unaufrichtig, ängstlich oder doch
vorsichtig zeigten. Rote Hände schließlich lassen auf fröhliche Menschen schließen,
die aber auch genußsüchtig seien und gerne laut und zornig würden. Fleischige
Hände brächten aus den unter Farben genannten Charaktereigenschaften mehr das
Körperliche, magere Hände mehr das höhere, geistige Prinzip heraus. So seien die
Hände, die weiß und fleischig seien, besonders denen eigen, die gern heimlich
lüstern und ausschweifend seien. Weiche Hände sollen auf Phantasie, harte mehr
auf langsame Auffassung hinweisen können. Den „Knoten" gibt die Verfasserin
im allgemeinen die gleiche Bedeutung, wie *d'Arpentigny*. In der Einteilung der
Handformen weiß die Verfasserin die konische, die viereckige und die spatelförmige Hand zu unterscheiden. Etwas anders eingestellt als *d'Arpentigny*, will sie
Menschen mit „konischen Händen" und glatten Fingern als launenhaft, herrsch-
süchtig, schwach, haltlos, träge und unaufrichtig befunden haben. Gutmütig sollen
solche Leute nur aus Bequemlichkeit sein. Kunstsinn streitet sie den Trägern

dieser Hand nicht ab, hält sie aber für unintelligent und unproduktiv. Sofern die Finger aber geknotet seien, hält sie die bezeichneten Charakterdefekte für gemildert, da solche Leute eben dann intelligent und sensitiv seien. Die viereckige Hand mit glatten Fingern stellt ihr Menschen dar, die ohne Ambitionen und ohne Gedankenflug ihren geraden Weg gehen. Es sollen verläßliche Arbeiter sein, die langsam in ihren Entschlüssen sind. Finden sich aber in solchen Händen geknotete Finger, so sollen diese Typen über eine eiserne Arbeitskraft verfügen und von dem Willen beseelt sein, in die Höhe zu kommen, ohne Ehrgeiz (?) nur um realer Bedürfnisse willen. Obwohl diesen „Ideenschwung" abgesprochen wird, sollen sie leistungsfähig sein. Eine Neigung zu Tyrannei soll ihrem Charakter nicht ferne liegen. Die spatelförmige Hand repräsentiert der Verfasserin „den Typ aller Möglichkeiten". Die Besitzer dieser Hände sollen die produktiven Menschen sein, die Gelehrten, die Künstler und die Denker. Auch eine manuelle Geschicklichkeit soll sich hier häufig finden. Glatte Finger scheinen der Verfasserin ungünstig zu sein, man finde sie sehr selten, bei Menschen mit „sensitiven Hemmungen", die „die Produktion behindern" sollen. Die geknoteten Finger deuten dagegen angeblich auf produktiven Geist. Außer der Handform ist der Verfasserin auch der Daumen ein wesentlicher Gegenstand ihrer Betrachtung. Ihre allgemeinen Regeln, die sie angibt, besagen, daß ein kleiner Daumen in kleiner Hand für Leichtsinn und Frivolität, ein kleiner Daumen in proportionierter Hand für Zerstreutheit und Impulsität, ein kleiner Daumen in großer Hand für spontane Aktivität ohne Ausdauer spreche. Ein langer Daumen deute immer auf einen starken Charakter, werde aber in seinem feineren Sinn wieder durch die allgemeine Handform stark beeinflußt. In kleiner Hand gilt ihr der große Daumen als Zeichen eines unverhältnismäßigen Eigenwillens, in proportionierter Hand als Zeichen für Leistungsfähigkeit eines eigenwilligen, selbständigen und unbeeinflußbaren Charakters. Derb in großer Hand ist nach *Naval* der Daumen ein Zeichen von Brutalität, ja bei „abnormer Größe und Stärke" weise der Daumen sogar auf Verbrechernaturen und Mörderinstinkte hin. Auch die einzelnen Phalangen des Daumens haben bei ihr einen Sinn. Ein langes Nagelglied soll auf Eigensinn, wenn es sogar „nach außen" umgebogen sei, auf einen halsstarrigen, launischen und brutalen Menschen deuten. Das kurze Nagelglied beweise aber einen nachgiebigen Charakter mit „wenig Eigenem". Für Logik spricht das lange Wurzelglied, für das Fehlen jeder Logik ein kurzes Wurzelglied.

Diese Angaben scheinen sich auch, wenn sie sehr cum grano salis aufgefaßt werden, nur zum Teil zu bestätigen; was darin falsch ist, ist vielleicht durch die etwas ungeschulte (vom Standpunkte der Wissenschaft aus) psychologische Dialektik der Verfasserin zu erklären.

Zum weiteren Inhalte des Büchleins von Frl. *Naval* ist noch zu bemerken, daß in der gleichen Weise auch die einzelnen Finger ausgedeutet werden; auch die Nägel, die Handfläche mit ihren „Bergen" und schließlich die Linien, denen *Naval* aber weniger Bedeutung zuschreibt, werden zur Charakterdeutung benutzt. Aus dem kleinen Werk gewinnt man den Eindruck einer guten Beobachtungsgabe, die aber leider ihr Material nicht kritisch und lieblos genug auswertet.

Bei meinen Beobachtungen an Psychosen habe ich viele Behauptungen nicht bestätigen können, die in dem zitierten Werke aufgestellt werden. Nachstehend einiges.

Gelbliche Hände sollen auf nörglerische, unverträgliche und ängstliche Leute hindeuten, wohingegen genußsüchtige und zornige Menschen rote Hände haben sollen. Ein kleiner Daumen an einer kleinen Hand soll auf Leichtsinn, auf Frivolität deuten, ein abnorm großer und starker Daumen soll auf Mordinstinkte bei Verbrechern schließen lassen. Lange und blasse Nägel sollen sich bei listigen und schwachen Naturen finden, *runde, blasse oder bläuliche bei Melancholikern*. Mit ähnlichen Deutungen, die noch auf alle übrigen Teile der Hand ausgedehnt werden, fährt die Verfasserin fort.

Man wird nicht fehlgehen, wenn man annimmt, daß die Charakterdeutung, die die Verfasserin ihren Klienten gibt, sich im wesentlichen weniger auf die Tatsachen, die sie in ihrem Buch beschreibt, als auf eine gute intuitive Begabung, über deren Grenzen sie sich vielleicht selbst nicht immer ganz klar ist, verfügt.

Wir haben hier an der Klinik die Gelegenheit benutzt, eine Chiromantin zu Deutungen zu veranlassen (Frau Helen Großhans, Pforzheim). Dieser Frau gelang es tatsächlich mit großem Geschick, wesentliche Charakterzüge darzustellen. Bezeichnenderweise unterlag sie aber erheblichen Irrtümern, als sie es versuchte, von den Händen ausgehend Organerkrankungen diagnostizieren zu wollen. Auch hier gewann man den Eindruck, daß eine gute intuitive Begabung sich mit der Fähigkeit kombinierte, gesammelte Beobachtungsdetails gut zu verwerten, daß es aber zu Fehlschlüssen kam, sobald sie sich gezwungen sah, chiromantische Spekulationen bei Organerkrankungen zu übernehmen.

In Laienkreisen hat ein Werk von *Issberner-Haldane* erhebliche Verbreitung gefunden. *H.* gibt in seinem Werk außer vielen Tatsachen, die sich ihm aus der Verarbeitung „klassischer, chiromantischer Literatur"[1] ergaben, gute eigene Beobachtungen. Der Wert des Buches ist erheblich beeinträchtigt durch zum Teil sehr weit getriebene Spekulationen, zu denen dann doch wohl dem Verfasser die geeigneten Grundlagen fehlen, wenn er auch mit ausgezeichneter Dialektik versucht, seine Theorien zu stützen. Auch er bemüht sich, neben Charakterdeutungen Krankheitsdiagnosen zu stellen, von denen die eine oder andere bei der Nachprüfung mit einer gewissen Zufallswahrscheinlichkeit zutrifft, von denen aber die meisten sich als falsch erwiesen.

Zur Prüfung seiner diagnostischen Ergebnisse wurden eingehende klinische Untersuchungen herangezogen, u. a. auch Röntgen- und Laboratoriumsdiagnostik zur Feststellung von Lungen- oder Nierenerkrankung, die nach der *Haldane*schen Diagnose hätten zutreffen sollen, in Wirklichkeit aber nicht nachweisbar waren. Daß *H.* selbst an der Sicherheit seiner Ergebnisse nicht zweifelt, wird niemanden wundern, der weiß, mit welch haarspaltender Spitzfindigkeit Laienbehandler und mystisch-unklare Ärzte immer wieder versuchen, ihre Diagnosen zu stützen.

Es ist vielleicht hier am Platze, auf die „astrologische Parallele" einzugehen, die die Handdeuter immer wieder zu finden glauben. Zieht man alles Spekulative ab und betrachtet man sich die Einteilung der Persönlichkeiten in Venus-, Jupiter-, Saturn-, Apoll-, Merkur- und Mondmenschen, so muß man zugeben, daß man die Aufstellung dieser Charaktertypen als einen Anlauf zu einer Charaktero-

---

[1] Die Literaturangaben sind überaus ungenau.

logie zu bewerten hat, die eine glückliche Arbeitshypothese darstellen kann.

Aus den „wissenschaftlichen" Veröffentlichungen verschwand die Handlesekunst mit dem Zeitalter der Aufklärung. Seither wurden nur objektiv von Zeit zu Zeit Veränderungen der Hand bei gewissen Erkrankungen konstatiert, meist von Ärzten, die sich dann aber nur auf die Form der Hand, und nicht auf die Konfiguration ihrer Linien bezogen. In neuerer Zeit finden sich solche Angaben bei *Duchenne de Boulogne, Dupuytren, Pierre Marie, Heberden, Bouchard, Strümpell, Morawitz* und *Otfried Müller.* Eine größere diagnostische Bedeutung legt anscheinend jedoch fast keiner der genannten Autoren den Handveränderungen allein bei.

Bei wiederholter Durchsicht der Literatur fand ich eigentlich nur ein größeres modernes Werk über Chiromantie, das bei entsprechender Objektivität ernst zu nehmen sein dürfte, die großzügig angelegte Untersuchung von *N. Vaschide:* „Essai sur la psychologie de la main".

Die umfassende Monographie von *Vaschide* stellt eine überaus sorgfältige Durcharbeitung des Themas nach allen Seiten hin dar. Die ganze bis dahin bekannte Literatur ist eingehend gewürdigt. Die Chiromantie wird in ihrer Bedeutung stark unterstrichen. Die anatomischen und physiologischen Grundlagen kommen bei dem Manne, der als Schüler *Richets* den „Sens musculaire" entdeckt hat, nicht zu kurz.

Er behandelt auch die Mimik der Hände eingehend und hat selbst bereits interessante Beobachtungen an Melancholikern und Katatonikern gemacht, deren Art, die Hand zu geben, er in manchen Einzelheiten trefflich schildert.

Die Entstehung der Handlinien denkt *er* sich im wesentlichen als eine Anpassung der Hautfalten an die anatomischen Funktionen der Hand. So schreibt er (Seite 199): la „ligne du coeur" n'est que le pli dicté mécaniquement par l'articulation métacarpophalangienne.

Er schildert in faßlicher Art weiter die Möglichkeiten, die sich für eine Berufsdiagnose aus den Händen ergeben, kommt dann eingehend auf die Fingerabdrücke und ihre Geschichte zu sprechen; weiter folgt ein pathologisch-anatomisches Kapitel, in dem die verschiedenen Mißbildungstypen der Hand bezeichnet werden. Ferner schildert er Veränderungen der Nägel bei verschiedenen Krankheiten[1].

Die funktionellen Neurosen der Hand werden ebenfalls eingehend beschrieben, bei denen er sich im wesentlichen auf die bekannten Veröffentlichungen von *Duchenne de Boulogne* stützt.

Wegen ihres Zusammenhanges mit der vorliegenden Arbeit seien noch einige Beobachtungen *Vaschides* erwähnt: „Les maniaques ne vous donneront jamais la main avec la même sincérité que les délirants, dont on accueille sympathiquement les évocations délirantes. Avec quelle fourberie hypocrite les persécutés touchent votre main; je n'ai jamais pu m'empêcher de songer aux humains soidisant normaux, à ceux en dehors de l'asile, toutes les fois qu'un persécuté touchait ma main".

---

[1] In neuerer Zeit hat *Mees* eine weitere Veränderung bei chronischer Arsenvergiftung beschrieben: das nach ihm benannte Nagelband.

„Les mégalomanes, les délirants éloquents ne daignaient pas vous donner parfois la main quand vous ne reconnaissiez pas la grandeur omnipotente de leurs Majestés Pathologiques; ils vous accordaient tout au plus l'honneur de vous donner les bouts des doigts, ou même la main quand vous acceptiez leur comédie et toutes ses exigences sociales pathologiques, guère différentes des exigences sociales normales, banales. Les mélancoliques vous donnent, comme les mystiques hallucinés, le bras et nullement la main; les doigts n'ont aucune mobilité, la main est comme anémiée, les muscles lâches."

„Les hallucinés ou ceux en proie à leurs illusions vous serrent la main ou ils vous la donnent d'une manière harmonique et en rapport direct avec leurs visions mentales. Les déments n'ont pas de poignée de main, ils vous tiennent tout comme les idiots, les imbéciles, les arriérés; ces malades ne paraissent pas savoir faire usage de leurs mains, je veux parler d'un usage psychologique normal. Ils sont désorientés devant eux-mêmes, devant la vie, et la main a perdu toute sa délicieuse et riche sensibilité psychique".

„Les épileptiques trahissent rapidement, de la première poignée de main" (Seite 405, 406, 407).

Von diesen Beobachtungen kann ich aus eigener Anschauung nicht alles bestätigen. Zweifellos ist ein Teil seiner Megalomanen und Melancholiker nach unserer heutigen Erkenntnis den schizophrenen Erkrankungsbildern zuzuordnen, bei denen man häufig die geschilderte manierierte Art, die Hand zu geben, findet. Besonders wichtig ist eine Umfrage, die einer Prüfung der Ergebnisse der Chiromantie gilt (siehe beiliegende Tabellen!).

Bemerkenswert ist, daß man *Vaschide* selbst einen frühen Tod voraussagte, was nach einer Fußnote, die von seiner Frau eingefügt ist (Seite 472) leider eintraf.

Tabellen.

Nature de la maladie devinée	Désignation des coefficients et justesse de plusieurs expérimentateurs Total
Maladies de la peau	7/21
„ mentales	10/46 (Schwierige Begriffstrennung des Normalen vom Pathologischen. Ref.)
Maladies du tube digestif	20/42
„ infectieuses (croup, typhoide, etc.). . . .	5/34
L'arthritisme.	31/43 (Der hohe Prozentsatz ist begreiflich. Erkennung an den Fingergelenken. Ref.)
Maladies de la gorge	6/48
„ du foie	11/46
„ des poumons (tuberculose)	26/33 (Ebenfalls begreiflich. Trommelschlegelfinger. Ref.)

Maladies dont le sujet était atteint	Désignation des coefficients de précision des révélations par différents expérimentateurs. Total
Troubles hystériques	10/15
Etat mental après une crise relativement récente .	8/11
	(Nicht zu beurteilen, da Begriffsbestimmung fehlt. Ref.)
Epilepsie	13/21
Après une crise récente d'épilepsie	6/10
Crise de goutte.	15/28
Etat de tuberculose pulmonaire	36/40
	(Sehr begreiflich)
Etat de phobie.	6/21
Bouffées délirantes	5/16
Des idées fixes.	15/25
Tuberculose du larynx	2/10
Calculs du foie et crise hépatique	2/20

	Nombre des cas prévus et non réalisés	
Présage réalisé à une distance de quelques jours.	96/146	0/124
Présage réalisé à une distance d'un mois	75/114	0/300
Présage réalisé à une distance de trois mois. . .	54/159	—
Présage réalisé à une distance de six mois . . .	25/139	0/410
Présage réalisé à une distance d'un an	16/114	0/402
Présage réalisé à une distance de trois ans . . .	10/103	0/602
Présage réalisé à une distance de trois à six ans .	10/114	0/413

Tableau des présages prophétiques des chiromanciens.

Nom des expérimentateurs	Nombre de sujets des deux sexes soumis à l'expérience à des différentes époques	Nombre global des prévisions prophétiques réalisées par rapport à 100 prévisions		
		à une distance de 15 jours p. 100	à une distance de 1 mois p. 100	à une distance de 3 mois p. 100
Mme A	37	21	23	15
,, B	14	37	12	2
,, C	31	9	7	8
,, D	2	11	0	1
,, E	19	6	4	3
,, F	6	3	15	10
,, G	1	0/5	1/6	2/15
,, H	1	1/4	0	3/21
,, I	2	0/9	0/6	1/10
,, J	1	0	1/1	1/3
,, K	24	7	11	3
,, L	1	0/24	0	4/8
,, M	1	1/4	1/1	1/2
	140	96/114	75/114	54/159

Nom des expéri- mentateurs	Nombre de sujets des deux sexes soumis à l'expérience à des différentes époques	Nombre global des prévisions prophétiques réalisées par rapport à 100 prévisions			
		à une distance de 6 mois p. 100	à une distance de 1 an p. 100	à une distance de 3 ans p. 100	à une distance de 3 à 6 ans p. 100
Mme A	37	3	7	1	3
„ B	14	0	0	6	3
„ C	31	6	1	0	0
„ D	2	9	2	1	1
„ E	19	0	0	0	2
„ F	6	2	0	0	0
„ G	1	0/4	0/2	0	0/1
„ H	1	2/10	0	0	1/4
„ I	2	2/4	1/1	0	0
„ J	1	0/6	0/10	0/2	0/5
„ K	24	0	4	2	0
„ L	1	0	1/1	0/1	0/1
„ M	1	1/15	0/1	0	0/3
	140	25/139	16/114	10/103	10/114

Unter den wissenschaftlichen medizinischen Veröffentlichungen der letzten 20 Jahre, die allein hier besondere Berücksichtigung finden sollen — die anderen stehen ausführlichst bei *Vaschide* —, sind Angaben über Hände nur sehr spärlich vertreten. Im wesentlichen werden morphologisch beobachtete Einzelheiten als Tatsachenmaterial gesammelt.

Einer der Ersten, die sich nach *Vaschide* wieder mit der Handbeobachtung an Geisteskranken im speziellen befaßt haben, war *Pascal*. Er beschreibt die

1. „negativistische Hand",
2. „lenksame Hand",
3. „echopraktische Hand",
4. „perseverierende Hand",
5. „manierierte Hand".

Die negativistische und die perseverierende Hand faßt *Pascal* unter dem Oberbegriff der Fausthand zusammen. Der Referent *Kafka* bemerkt dazu: „über dieses Zeichen ergeht sich der Verfasser in phantastischen Worten".

Es liegt freilich eine gewisse Gefahr darin, abstrakte, mit inkongruenten Vorstellungsinhalten besetzte Bezeichnungen auf objektiv sein sollende Beobachtungen anzuwenden. Ein sicheres Urteil ist mir leider nicht möglich, da mir die Originalarbeit nicht zugänglich war.

Ein Jahr später beschrieb *Goldthwait* die von ihm so genannte „Platthand", die er in Analogie zum Plattfuß setzte, die im wesentlichen auf einem Schwund des inneren Handgewölbes basierte.

Es ist mir aufgefallen, daß dieser Handtyp, verbunden mit auffallend weich und schlaff anzufühlender Muskulatur besonders häufig vorkommt bei Depressiven und bei Leuten, die unter chronischen toxischen Einwirkungen standen, wie gewisse schwerste Formen von chronischem Alkoholismus, Morphinismus und chronischer Bleivergiftung.

1916 veröffentlichten *Roubinowitsch* und *Regnault de la Soudière* einen bemer-

kenswerten Fall von einseitigem Größenwachstum der Hand, das mit familiär
bedingter Neurofibromatose einherging, der immerhin einen *deutlichen Hinweis
auf vielleicht endokrine und konstitutionelle Vorgänge gibt, die sich bis jetzt im einzelnen noch unserem Urteil entziehen.*

Im gleichen Jahre berichtete *Dimitz* über trophische Störungen an den Händen
bei traumatischen Nervenschädigungen. Besonders an den Nägeln fand er Ver-
dünnung, daß die Nägel ihren Glanz verloren, mitunter rauh, rissig und schiefernd
wurden. Die normale Längsfurchung der Nägel sah er deutlicher hervortreten.
Er beobachtete weiter Kuppenbildung durch Knickung der Nägel und sanftwellige
Querrillung. Er verweist auch noch auf eine Arbeit *Steinbergs*, der vermehrtes
Nagelwachstum als häufigstes trophisches Symptom beobachten konnte. *Dimitz*
sah das vermehrte Wachstum nur selten. Im übrigen schildert er die allgemein
bekannten Handveränderungen nach Schädigung der Armnerven.

1919 erschien ein Sammelreferat von *Wexberg* über Kriegsverletzungen der
peripheren Nerven. In diesem ausführlichen Referat werden auch die Veränderungen an Händen und Nägeln eingehend geschildert, die nach Nervenverletzungen
beobachtet werden konnten. Es findet sich dort auch ein reichhaltiges Literaturverzeichnis, auf das hier verwiesen sei.

Marañòn beschrieb 1921 einen Handtyp, den er als „hypogenital" bezeichnete,
der sich durch Akrocyanose und trophische Nagelstörung auszeichnete, die besonders
nach der Pubertät, selten bei Kindern oder Erwachsenen auftreten soll, die
häufiger bei Frauen als bei Männern sich findet und nur selten die Füße befällt.
Dieser Handtyp geht seiner Meinung nach mit Genitalinsuffizienz einher.

Bei den ungenauen Angaben war dem Referenten eine Nachprüfung
nicht möglich, zumal sich solche Erscheinungen gerade bei Schizophrenen sehr häufig finden, ohne daß sie der Ausdruck einer Genitalinsuffizienz zu sein brauchen.

Aber auch hier wäre ein Hinweis auf endokrine Vorgänge gegeben,
die den Hand-Habitus maßgebend beeinflussen können.

1922 fügte *Gans* in Santpoort den bisherigen Beobachtungen über Hände
Studien hinzu, die er an Javanergehirnen machte, in deren linken hinteren Zentral-
windung er das Handzentrum isoliert haben will, wobei er noch bemerkt, daß entsprechend der Rechtshändigkeit das linke Zentrum der linken Hemisphäre aus-
gedehnter sei, als das der rechten, und daß dieser Unterschied schon bei der Geburt
ausgeprägt sei.

1923 veröffentlichten *Brezina* und *Lebzelter* Messungen über Handumfänge
bei verschiedenen Berufen. Diese Untersuchung ist im Rahmen der vorliegenden
Arbeit von ganz besonderer Bedeutung. *Brezina* und *Lebzelter* maßen an einem
Material von 1200 Fällen, die sich aus Schmieden, Schlossern, Gießern, Transport-
und Ziegeleiarbeitern, Schriftsetzern, Post- und Sparkassenbeamten zusammen-
setzten, Körperlänge, Handlänge, Handbreite, Handdicke und grobe Kraft. Be-
züglich der Handlänge ließen sich Eigentümlichkeiten für die verschiedenen Berufe nicht aufstellen. Die Hände der Setzer und Schmiede waren am kürzesten.
Anders war es schon bei der Handbreite, die am stärksten bei den Schmieden war,
während die Schriftsetzer die schmalsten Hände aufwiesen[1]. Die Hände der Schriftsetzer waren schmaler, als die der Post- und Sparkassenbeamten. Die Handwurzelbreite verhielt sich im Verhältnis gleich wie die Handbreite. Die stärksten
Differenzen zwischen den einzelnen Berufen fanden sich aber bei den Dicken-

---

[1] Man denkt hier unwillkürlich an die „παχεῖα χείρ", die Homer bei einigen
seiner Helden beschreibt.

messungen der Hände. Die Verfasser ziehen daraus den Schluß, daß die manuelle Arbeit von bedeutendem Einfluß auf Handbreite und Dicke, von mäßigem Einfluß auf die Handwurzelbreite und ohne nennenswerten Einfluß auf die Handlänge sei. Für Erblichkeit und Konstitutionsforschung ist also nach der Ansicht *Brezinas* und *Lebzelters* nur die Handlänge gut verwendbar.

Die Verfasser setzen sich hier in Gegensatz zu *Kollmann*, der früher ausdrücklich behauptet hat, daß der Einfluß der Schwerarbeit gegen die Anlage zurückträte. Immerhin machen *Brezina* und *Lebzelter* folgende Einschränkung.

„Die Variationsbreite in den einzelnen Gruppen zeigt, daß eine breite und dicke Hand nicht nur durch den Beruf hervorgerufen wird.

So schwankt die Handbreite bei den Setzern von 68—93 mm, bei den Schmieden von 76—101 mm, aber die bei den Schmieden häufigste Handbreite von 86 bis 87 mm (23,13%) findet sich bei Setzern immer noch in 10,43%, und die bei den Setzern häufigste von 80—81 mm bei den Schmieden immer noch in 6,12%.

Nicht nur der Zufall führt die Menschen dem Beruf zu. Neigung und Eignung wirken in hohem Maße bestimmend auf die Berufswahl ein. Der gewaltige Einfluß der Berufsauslese muß bei allen derartigen Untersuchungen in Rechnung gestellt werden.

Die Schmiedereihe ist schon, wenn man es so sagen darf, a priori, aus konstitutionell und vielleicht auch rassenmäßig etwas anderen Elementen zusammengesetzt als etwa die Setzerreihe" (gesperrt vom Ref.).

Schon seit 1921 hatte *Poll* seine Ergebnisse über den Erbgang der Papillarlinien veröffentlicht. Er ging zunächst auf *d'Abundo* zurück, der schon 1875 bei Idioten das Vorkommen besonderer Linienmuster bemerkt haben wollte. Nach Studien an nahezu 4000 Normalen untersuchte *Poll* 1508 Geisteskranke (Schwachsinnige und Schizophrene). Er konnte an seinen untersuchten Patienten einen Unterschied gegenüber der Norm in der Verteilung der Schleifen und Wirbel feststellen. Seine Ergebnisse verwertet *Poll* überaus kritisch. Er will daraus nicht mehr entnehmen, als daß „die Fingerformeltypen etwas mit der Veranlagung in bezug auf den Zustand des Nervensystems zu tun haben". Besondere Bedeutung gewinnt dieses Untersuchungsergebnis aber dadurch, daß das Fingertypenmuster nach den Gesetzen der Erblichkeit zu berechnen ist. Ein Jahr später konnte *Poll* seine ersten Eindrücke durch Nachuntersuchung bestätigen.

Unter den untersuchten schwachsinnigen Knaben konnte er eine große Zahl feststellen, die keine Wirbelbildung ihrer Papillarlinien aufwiesen. Nachstehend seien seine wertvollen Übersichten wiedergegeben. Wesentlich war auch noch das Ergebnis seiner Kontrolluntersuchungen an Normalen, bei denen er eine rassenmäßige Verschiedenheit der Papillarlinienbildung feststellen konnte.

Übersicht I: (in %, Ref.)

Knaben, 2—14 Jahre:	Gesamtwirbelreihe von										
	0	1	2	3	4	5	6	7	8	9	10
						Wirbel					
124 Schwachsinnige	34,6	15,4	12,1	8,9	5,6	4,2	8,1	4,8	3,2	1,6	0,8
972 Geistesgesunde .	23,2	15,4	11,9	11,5	7,7	7,0	6,0	5,3	4,9	3,8	3,3

Übersicht II: (in %, Ref.)

9—19 Jahre alte Knaben	Gesamtwirbelreihe von										
	0	1	2	3	4	5	6	7	8	9	10
						Wirbel					
262 Nichtjüdische .	26,7	13,0	11,8	11,5	8,0	7,6	6,5	3,1	5,3	2,3	4,2
84 Jüdische	13,1	20,2	11,9	14,3	10,7	3,6	8,3	9,8	6,0	1,2	1,2

Übersicht III: (in %, Ref.)

2—14 Jahre alte Knaben	Gesamtwirbelreihe von										
	0	1	2	3	4	5	6	7	8	9	10
						Wirbel					
972 Nichtjüdische .	23,2	15,4	11,9	11,5	7,7	7,0	6,0	5,3	4,9	3,8	3,3
495 Jüdische. . . .	13,1	10,3	11,3	10,3	6,3	10,1	8,1	6,9	7,7	6,7	8,1

Zu den Ergebnissen ist noch zu bemerken, daß *Poll* bei seinen Untersuchungen an Schwachsinnigen nur den sensu strictiori, angeborenen Schwachsinn, berücksichtigt hat. Bereits auf endokrine Störungen zurückzuführende Formen hat er aus seinen Untersuchungen ausgeschlossen, um so seine Resultate auf einem einwandfreien Untersuchungsmaterial aufbauen zu können.

Im gleichen Jahre erschien eine Arbeit von *Carrière* über die Erblichkeit der Finger- und Handlinienmuster. Er konnte auch Rasseneigentümlichkeiten feststellen, und zwar sollen bei den Ostasiaten die Wirbel-, bei den Germanen die Schleifen- und Bogen-Formen der Papillarlinien überwiegen. An Lappenfamilien gelang es ihm, den Erbgang genauer zu verfolgen.

1923 wies *Boven* in seiner Arbeit „pour une Caractérologie" darauf hin, daß man bei der Beobachtung des Menschen auch auf die Hände achten müsse.

1924 erschien von *Rominger* und *Ganther* eine Arbeit aus der *Noeggerath*schen Klinik über die Bedeutung der Handleistenbildung für die Zwillingsforschung. Die Verfasser konnten eine starke Ähnlichkeit der Handleisten und der Linien bei eineiigen Zwillingen nachweisen.

Diese Untersuchungen decken sich weitgehend mit Ergebnissen, die ich an 3 Paaren von eineiigen Zwillingen sammeln konnte.

1924 erschien eine Arbeit von *van der Horst*. Er hatte den originellen Einfall, das psychische Tempo Zirkulärer und Schizophrener im Fingerpendelversuch zu vergleichen. Daraus geht hervor, daß die Durchschnittspendelzahl der Leptosomen 19 bis 27, die der Pykniker 9 bis 12 beträgt. Mit dieser Arbeit ist eine exakte Unterlage für einige Beobachtungen geliefert, die in der Beschreibung der Zykliker und der Leptosomen geschildert sind. Es war dort immer wieder die größere Selbständigkeit und Beweglichkeit der Finger der Schizothymen im Gegensatz zu den Fingerbewegungen der Zykliker hervorgehoben worden[1].

1925 erschien ein Werk von einem Hannoveraner Nervenarzt *Lomer*, das hier der Vollständigkeit halber erwähnt sei.

Lomer macht den Versuch, wie er selbst in seinem Vorwort sagt, „die Tatsachen und Erkenntnisse der praktischen Chirologie in das umfassendere Geistige einzuordnen, in das sie von Rechts wegen gehören und immer gehört haben, nämlich in das Gesamtgebiet der Astrologie".

---

[1] Erst nach Abschluß der vorliegenden Arbeit wurde mir die sehr sorgfältige Arbeit von *Hella Pöch* über Handlinien bekannt, die bereits 1925 in den mir nicht ohne weiteres zugänglichen Mitteilungen der Anthropologischen Gesellschaft in Wien erschien.

Pöch stellt die hauptsächlichsten Furchen der menschlichen Hohlhand, ähnlich wie vor ihr schon *Féré*, aber mit glücklicheren Bezeichnungen, nach Anzahl und gegenseitigem Verhältnis dar. Die einzelnen Handlinien werden mit Zahlen belegt, so, daß bei der Lebenslinie anfangend die *M*-Figur als 1, 2, 3, die proximo-distalen Linien, die von der Handwurzel zu den einzelnen Fingern laufen, von radial nach ulnar herüber, als 4, 5, 6 bezeichnet werden.

Eine Beurteilung und Nachprüfung ist dem Referenten bei seiner Unkenntnis dieses besonderen Gebietes nicht möglich.

Im gleichen Jahre schilderten *Trauner* und *Rieger* eine Familie mit 6 Fällen von Luxatio radii congenita mit übereinstimmenden Anomalien der Finger- und Kniegelenke sowie der Nagelbildung, die sie in 4 Generationen beobachten konnten.

1926 veröffentlichte *Heber* einen Fall von rein sensibler Syringomyelie und Syringobulbie mit Arthropathie und Cheiromegalie.

Weißenfeld hat als Einziger der vielen Nachuntersucher *Kretschmers* auch genaue Maße über Hände angegeben. Auch er gewann, wie ich, von der pyknischen Hand den Eindruck größerer Breite. Seine Ergebnisse werden ihm von *Leo Weiß* bestritten, der unter Hinweis auf die Arbeiten *Brezinas* und *Lebzelters* — die er so auffaßt, daß alle Maße der Hand, mit Ausnahme der Länge, vom Beruf beeinflußt würden — den Wert von Handmessungen in Abrede stellt. *Weiß* betont, daß die an Frauen gewonnenen Zahlen *Weißenfelds* bei Nachprüfung an männlichen Typen nicht bestätigt worden seien.

Mit dem Einwurf der Beeinflußbarkeit des Handbaues durch den Beruf scheint mir wenig gewonnen. Man könnte gleichermaßen, wie dies auch von anderer Seite geschehen ist, behaupten, daß der Beruf und die sonstigen Lebensbedingungen auch alle anderen Körpermaße beeinflussen. Für die endgültige Feststellung der Ergebnisse wäre erst dann etwas gewonnen, wenn man bei solchen Messungen nicht die Beeinflussung einzelner Maße isoliert studieren würde, sondern festzustellen versuchte, wie weit überhaupt ein Leptosomer unter dem durchschnittlichen Berufseinfluß etwa zu einem Pykniker, oder ein durchschnittlicher Pykniker nur durch seine durchschnittliche Betätigung zum Athleten geworden sei.

Es scheint doch so, als bliebe allen Umwelteinflüssen gegenüber immer wieder eine Neigung zu einer Proportion gewahrt, die primär festgelegt zu sein scheint. Ein weiterer Ausbau solcher Theorien ist aber so lange zwecklos, solange nicht grundlegende Untersuchungen und einwandfreies Zahlenmaterial das Gerüst hierfür bieten.

Es ist hier nochmals zu betonen, daß ich die Resultate des ersten Teiles der vorliegenden Arbeit nur als Feststellungen an untersuchten Fällen betrachtet wissen möchte, die im Rahmen der *Kretschmer*schen Arbeiten ein gewisses Interesse beanspruchen.

In allerletzter Zeit hat *Stransky* auf die Bedeutung der Fingernägel hingewiesen. In seiner Arbeit erwähnt er u. a. auch, daß *Günther* bei Dinariern oft sehr schmale, lange und flache Daumennägel gefunden zu haben glaubte. *Stransky* selbst fiel eine Verbreiterung und Verkürzung des Daumennagels bei jugendlichen, schwachsinnigen Epileptikern gelegentlich auf. Bei den schizothymen Kreisen nahestehenden Individuen sei gelegentlich das Daumenendglied ganz oder fast ganz in einer Längsachse stehend. Bei Neurotikern mit etwas femininem Einschlag sah er eine auffallend geringe proximo-distale und radio-ulnare Krümmung der Nagelplatten, die sich seitwärts und proximalwärts auf eine längere Strecke als gewöhnlich vom Nagelbett abhoben. Bei Fettreichen fielen ihm mehrere Typen fleischiger Finger auf, teils mit kräftigen Phalangen und proportionierten Nagelplatten und einem breiteren, quadratischeren Daumennagel. Alle Nägel waren mehr flach als hoch gewölbt. Eine Abart dieses Types zeigte kleine, dünne Phalangen, kleine, dünne, rundliche, kurze, brüchige, distal oft stärker über das Nagelbett sich erhebende Nägel. Der Daumen war vielfach dünn. Außerdem hat er interessante Rasseneigentümlichkeiten bei Nägeln feststellen können.

Die von *Stransky* geschilderten Typen der „Fettreichen" decken sich zum Teil mit den von mir unter den athletischen und unter den pyknisch-infantilen Händen geschilderten Fingern.

Auf die Besprechung der an den Händen bekannten Reflexe hier einzugehen, würde zu weit führen. Eine gründliche und ausführliche Zusammenstellung hat *Tiefensee* in einer Arbeit über „Die Reflexe an den oberen Extremitäten" 1925 gegeben.

Nach der *Tiefenseeschen* Veröffentlichung erschien 1927 noch eine Arbeit von *Wartenberg*, der bei Pyramidenläsionen ein eigenartiges Mitbewegungsphänomen des Daumens bei geeigneter Auslösung finden konnte[1].

Literaturverzeichnis.

d'Abundo: Papillarlinien bei Idioten. 1875. — *Adamantius:* Siehe *Vaschide*, S. 59. — *Adler, H. u. Sinek, Fr.:* Zur Frage der Rückbildungsfähigkeit von Trommelschlägelfingern. Med. Klinik, Wochenschr. f. prakt. Ärzte 1927, Nr. 36. — *d'Ailly (Cardinal):* Siehe *Vaschide*, S. 36. — *Albrecht:* Über den morphologischen Wert überzähliger Finger und Zehen. Zentralbl. f. Chir. 1886. — *Alchindi (Calchindus):* Siehe unter „C". — *Alix:* Recherches sur la disposition des lignes papillaires de la main et du pied, précédées de considérations sur la forme et les fonctions de ces deux organes. Ann. des sciences naturelles 1868; Discussion sur la transformation. Bull. de la soc. d'Anthropol. de Paris 1869, séance du 20 mai. — *Alsarabe:* Siehe *Vaschide*, S. 59. — *Anaxagoras* soll die Hände von seinen Schülern beobachtet haben (Encyclopédie). — *Andrieu, Jules:* Chiromancie-étude sur la main, le crâne, la face (Collection excellente). 150 S. Librairie Jules Taride. — *Antiochus Tibertus:* Chiromantia libri III edid. v. Joannes Dryander (Indaginus), Marburg 1538. — *Aristoteles:* Siehe auch unter *Bonitz:* Geschichte der Tiere, übersetzt von A. Karsch. Stuttgart 1855. — *Arola:* L'art de lire dans la main. La chiromancie dévoilée éd. 72 S. Paris: Verlag M. Masson. — *d'Arpentigny, St.:* La science de la main ou art de reconnaître les tendances intelligentes d'apres les formes de la main. Paris 1865; Die Chirognomonie oder Anleitung, die Richtung des Geistes aus den Formen der Hand zu erkennen. (Nach dem Französ. des Capitaine *S. d'Arpentigny* bearbeitet. von Schraishuon, Stuttgart 1846). — *Artemidoros:* De somniorum interpr.

---

[1] (Nachtrag bei der Korrektur) Gerade wird mir noch eine kürzlich erschienene Arbeit von *Adler* und *Sinek* bekannt über Rückbildungsfähigkeit von Trommelschlegelfingern. Sie konnten bei einem Fall, der nach Aspiration eines Knochenstückes 3 Jahre lang an chronischer Pneumonie und Bronchiektasiebildung litt, deutliche Trommelschlegelfinger beobachten. Im Anschluß an eine Jodipinfüllung wurde das aspirierte Knochenstück ausgehustet. Die Lungenaffektion heilte danach vollkommen aus. 1½ Jahre nach Einsetzen der Heilung hatten sich die hochgradigen Trommelschlegelfinger völlig zurückgebildet.

Ähnliche Beobachtungen machte *Krause* bei Fällen von Hypophysentumor. Hier hatte sich die während der Tumorbildung entstandene akromegalische Vergrößerung der Finger bei Erwachsenen nach erfolgreicher Operation völlig zurückgebildet. Gleiches sah *Wartenberg* an Fällen, die *Cushing* operiert hatte. (Persönliche Mitteilung.)

(Basilea 1539). — *Averroès (Averhoes):* Siehe *Vaschide*, S. 57. — *Avicenna:* Siehe *Vaschide*, Seite 57. — *Balzac, H. de:* Physiologie du mariage. — *Bamberger, Heinrich:* Über Trommelschlägelfinger. Med. Ges. Wien, 8. III. 1889. — *Bell, Charles:* The hand, its mechanism and vital endovments, acevincing design. London; Die Hand und ihre Eigenschaften aus dem Englischen von Dr. *Franz Kottenkamp.* Stuttgart 1851. — *Bélot, Jean:* Instructions familières pour apprendre les sciences de chiromancie et de physiognomie". 1672. — *Berthelot:* Des origines de l',,Alchimie". Paris 1885. — *Bezancon, F.* et *Israel de Jong, S.:* Doigts hippocratiques et ostéoarthropathie hypertrophiante pneumique. (Arch. gén. de méd. 2, 3100—3113. 1904. — *Binet, Alfred:* Le fétichisme dans l'amour (Rev. philosophique 1887, S. 143/168; 252—279; 189. — *Blasius (von Parma):* Siehe *Vaschide*, Seite 59. — *Bleuler, E.:* Lehrbuch der Psychiatrie. Berlin 1920. — *Bloch, Adolphe:* La form du doigt et les nodosités de Bouchardt. Assoc. p. Avanc. des sciences 1899. — *Blum, A.:* Chirurgie de la main. 1. 207, 18. Paris: Asselin et Cie. 1882. — *Bonitz, Hermannus:* Index Aristotelicus. Berlin: Georg Reimer 1870; Fragmenta Aristotelica. — *Bonnevie, K.:* Om arv av fingrens papillarmönstre. Naturen (Bergen), Juni 1923. ,,Die ersten Entwicklungsstadien der Papillarmuster der menschlichen Fingerballen." Nyt Magazin for Naturvidenskaberne **65**, 1927. — *Bouchard, H.:* Du rôle pathogénique de la dilatation de l'estomac et des relations cliniques de cette maladie avec divers accidents morbides. Bull. et mém. de la soc. méd. des hôp. de Paris 1889, Extr. 13; Leçons sur l'antisepsie. — *Bouvier:* Main, bote. Dict. encycl. des sciences méd. — *Bouygues, J. (d'Aurillac):* De la rétraction de l'aponévrose palmaire". Arch. gén. de méd. Jg. 83, Nr. 40, S. 2513—2547. — *Boven, W.:* Pour une caractérologie. Schweiz. Arch. f. Neurol. u. Psychiatrie **13**. 1923. — *Brezina, E.* u. *V. Lebzelter:* Über die Dimensionen der Hand bei verschiedenen Berufen. Arch. f. Hyg. **92**, H. 1, 1923. — *Broca, P.:* L'ordre des primates Soc. d'Antropologie 1. avril 1869, Bull. Soc. d'Antropologie de Paris 1869; Pouce surnuméraire. Bull. de la soc. chir. de Paris 1860; Six orteils à chaque pied, six doigts à la main droite, cinq á la main gauche. Les 4. et 1. doigts de la main droite, à compter du pouce, sont palmés presque complètement. Bull. de la soc. anat. de Paris 1849; Parallèle anatomique de l'homme et des singes; Instructions générales anthropologiques. Paris: M. Masson. — *Brücke, Ernst:* Schönheit und Fehler der menschl. Gestalt. Wien 1893. — *Caccaeus:* Astrologiae methodus. Basel 1576. — *Cardanus, J.:* Siehe *Vaschide*, Seite 112 u. 126. — *Carrière, Reinhard:* Arch. f. Rassen- u. Gesellschaftsbiol. **15**. 1923. (Siehe auch unter *Poll*). — *Carus, C. G.:* Über Grund und Bedeutung der verschiedenen Formen der Hand. Stuttgart 1846. — *Carus-Lessing:* Symbolik der menschlichen Gestalt. Celle: Niels Campmann 1925. — *Cazenave:* Observations de tremblements. Gaz. méd. de Paris 1852. — *Cevidelli:* Papillarlinien. — *Chalchindus (Alchindi):* Siehe *Vaschide*, Seite 36 u. 57. — *Cheiro (Count Hammond):* Language of the hand (London); Paralysie anapeiratique. Siehe *Vaschide*, Seite 295. — *Coclès, B. (della Rocca)* Siehe unter *Rocca*. — *Comercius:* Siehe *Vaschide*, Seite 59. — *Compotus:* Siehe *Vaschide*, Seite 65. — *Cornelius, H. Agrippa v. Nettesheim:* Siehe unter *Nettesheim*. — *Corus, Jean:* Siehe *Vaschide*, Seite 65 u. 109. — *Corvaeus:* Siehe *Vaschide*, Seite 59, 65 u. 109. — *Coutagne* u. *Florence:* Les empreintes dans les expertises médico-judiciaires. Arch. d'anthrop. crimin. 1889. — *Cureau de la Chambre:* Discours sur les principes de la chiromancie. Paris 1653. — *Darwin, Charles:* Ausdruck der Gemütsbewegungen, übers. v. V. Carus. Stuttgart: Schweizerbart 1901. — *Del Rio:* Siehe unter *R.* — *De Perruchio:* Siehe unter *P.* — *Desbarolles:* Mystères de la main 1859. — *Dictionnaire Infernal:* I. Collin de Plancy. Paris: Furne Jouvet et Cie. — *Grand Dictionnaire, Larousse:* Siehe *Vaschide*, Seite 33. — *Dictionnaire raisonné des Sciences du 18. siècle:* Encyclopédie de Diderot et d'Alembert 1765. — *Dimitz, L.:* Ein Beitrag zur Kenntnis der sekretorischen, vasomotorischen und trophischen Störungen bei traumatischen Läsionen der Extremitätennerven. Wien. klin. Wochenschr. Jg. 29, S. 30. — *Dryander:* Siehe *Indagine.* — *Duchenne, S. (de Boulogne):* Physiologie des mouvements et Traité de l'électrisation localisée. Paris: Bailliere 1872; Mécanisme de la physionomie humaine. Paris 1876; Spasme fonctionell et paralysie musculaire fonctionelle. Bull. de Thérap. 1860. — *Du Prel:* Siehe unter *P.* — *Dürer, Albrecht:* De proportione partum 1613. — *Duval, M.* et *Bical:* Histoire de l'anatomie plastique, 1890; L'anatomie des maîtres. — *Elluchasem, E.:* „De sex rebus non naturalibus". Arg. 1531. — *Falret (Salpétrière):* Siehe *Vaschide,* Seite 409. — *Féré, Ch.:* Les empreintes des doigts et des orteils. Journ. de l'anat. et de la physiol. **29**; soc. biol. 15. Okt. 1895.; soc. biol. 1. Jan. 1897, Note sur la sensibilité de la pulpe des doigts. soc. biol. 19. Okt. 1895; Note sur la dissociation des mouvements des doigts. Rev. soc. biol. 1895, S. 587; La famille névropathique; Théorie tératologique de l'hérédité et de la prédisposition morbide et de la dégénérescence **1**, 332. 1894. — *Fischer, Eugen:* Die Rassenunterschiede des Menschen. Menschlicshe Erblichkeitslehre von Baur, Fischer u. Lenz, München 1927. — *Fludd, Robert:* Opera, 1621, S. 31. Siehe auch *Vaschide,* Seite 59. — *Forgeot, R.:* Les empreintes latentes relevées par des procédés spéciaux au point de vue d'anthropologie criminelle. Thèse de médecine de Lyon 1891. — *Franck:* La Kabbale. Paris 1889. — *Frantzius, A. V.:* Aristoteles über die Teile der Tiere. Leipzig 1853. — *Froriep, R.:* Anatomie für Künstler; siehe auch *Vaschide,* Seite 298. — *Gaddi:* Sur la supériorité de la main humaine. Modena 1866. — *Galenus, Claudius:* Oeuvres anatomiques, physiologiques et médicales. Übers. v. Daremberg. Paris: Baillière 1854; De usu partium. Leipzig 1907; De Hippocratis et Platonis decretis 1565. — *Gans, A.:* Zeitschr. f. Psychiatrie u. Neurol. **75**, 689/90. 1922; **85**, 66/67. 1923. — *Geßmann, Gustav W.:* Die Scheinsymbole der Chemie und Medizin des Mittelalters. München 1900. — *Goclenius, Rud.:* Physiognomia et Chiromant. Spezial 1625. — *Goethe, J. W. v.:* Siehe *Vaschide,* Seite 22. — *Goldthwait:* Platthand. Zeitschr. f. orthop. Chir. **34**, H. 3/4; ref. Münch. med. Wochenschr. 1915, S. 1610. — *Gourdon, H. de:* Encyclopédie française. — *Genouillac:* Chirognomonie. Chiromancie, ibid. — *Gozelin:* Siehe *Vaschide,* Seite 59. — *Gratiolet, Pierre:* Anatomie comparée du système nerveux. éd. Leuret, Fr. 1839/57. — *Günther, Hans:* Rassenkunde des deutschen Volkes. München: Lehmann 1925. — *Habakuk III, 4:* Die Bibel nach der Übersetzung Dr. M. Luthers. Stuttgart: Priv. württemb. Bibelanstalt. — *Hagen, Johann von:* Siehe *Vaschide,* Seite 109. — *Hancock:* Studien über die Geschicklichkeit der Motilität. Pädagog. Seminary **3**, Nr. 1, oct. 1894. — *Hartlieb, Johannes:* Die Kunst Chiromantia. Neudruck von Hans Weil, München 1923. — *Heber, H.:* Fall von rein sensibler Syringomyelie, Syringobulbie, Arthropathie u. Cheiromegalie. Mitt. d. Ges. f. inn. Med. u. Kinderheilk. Wien 1925, I, S. 93. — *Heberden, Wilh.:* Ärztl. Schriften. Übers. v. J. K. F. Trautner. Nürnberg 1840. — *Heller, Julius:* Die Krankheiten der Nägel. Im Handbuch der Haut- u. Geschlechtskrankheiten **13**, S. 2. Berlin 1927. — *Helvétius:* Siehe *Vaschide,* Seite 44 u. 421. — *St. Hilaire:* Histoire des animaux (Aristoteles). — *Hippocrates:* Siehe *Vaschide,* Seite 54, 111 u. 273. — *Hispanus, Joannes:* Siehe *Vaschide,* Seite 43. — *van der Horst, L.:* Experimentell-psychologische Untersuchungen zu Kretschmers „Körperbau und Charakter". Zeitschr. f. d. ges. Neurol. u. Psychiatrie **93**. 1924. — *Indagine (Johannes ab):* Die Kunst der Chiromantzey uß besehung der Hend 1523. — *Issberner-Haldane, E.:* Wissenschaftliche Handlesekunst. Berlin 1925. — *Jastrow:* Über unwillkürliche Bewegungen der Hand. Americ. journ. of psychol. **4**, 338; **5**, 223. — *Jesajas XLIX, 16.* — *Job, J. B.:* Anleitung zu den kuriosen Wissenschaften Physionomie, Chiromantie, Astrologie. Frankfurt u. Leipzig 1737. — *Johannes:* Offenbarung I, 16. — *Juvenalis:* Siehe *Vaschide,* Seite 56. — *Kabbala:* Siehe unter *Franck.* — *Keiro:* Siehe unter *Cheiro.* — *Kemker, Isaac:* Harmonie chiromantique. — *Kiesewetter, C.:*

Geschichte des neueren Okkultismus. 1 u. 2. Leipzig 1891 u. 1898. — *Klaproth, von:* Hände bei Tscherkessen. — *Kollmann, A.:* Der Tastapparat der Hand 1883; Die Persistenz der Rassen. Arch. f. Anthropolog. 28, 1903. — *Kopp, Herm.:* Die Alchemie in älterer und neuerer Zeit, 1/2, Heidelberg 1886. — *Kretschmer, E.:* Körperbau und Charakter. Berlin: Julius Springer 1925. — *Krukenberg, H.:* Der Gesichtsausdruck des Menschen. Stuttgart: Enke 1920. — *Laigneau, David:* Siehe *Vaschide,* Seite 59 — *Langer, H.:* Anatomie der äußeren Formen des menschlichen Körpers. 1884. — *Lehmann, Alfred:* Aberglaube und Zauberei von den ältesten Zeiten bis zur Gegenwart. Stuttgart 1898. — *Lenormant:* Die Magie und Wahrsagekunst der Chaldäer, Jena 1878. — *Leonardo (da Vinci):* Das Buch von der Malerei. Übers. v. Heinr. Ludwig. Wien: W. Braumüller 1882; Siehe auch unter *Richter.* — *Lévi, Eliphas:* Histoire de la Magie. Paris 1860. — *Lexicon (Meyer):* Siehe *Vaschide,* Seite 33. — *Liepmann u. Maas:* Die Rolle der linken Hemisphäre des corpus callosum bei Bewegungen. Berlin. med. Ges. 5. Juni 1907. — *List, Guido von:* Ursprache und Bilderschrift der Ario-Germanen. — *Lomer, G.:* Die Sprache der Hand. Bad Schmiedeberg: Baumann 1925. — *Londe:* Manuel de diagnostie médicale de Debove et Achard. Thèse de Paris 1860. — *Loth, E.:* Anthropologische Untersuchungen über das Hautleistensystem der Polen. Zeitschr. f. Morphol. u. Anthropol. 13. 1910. — *Manouvrier, L.:* Main. Dictionnaire des sciences anthropol. Pli palmaire unique. Soc. d'Anthropol. séance du 4 février 1892; Etude sur les rapports anthropométriques en général et sur les principales proportions du corps. Bull. et mém. de la soc. d'Anthropol. de Paris 1902; Généralités sur l'anthropométrie. Rev. de l'école d'Anthropol. de Paris 1900. — *Mansfeld:* Siehe *Vaschide,* Seite 59. — *Marañòn, G.:* Die hypogenitale Hand. El siglo médico 68. 1921; ref. Zentralbl. f. d. ges. Psychiatrie u. Neurol. 27, 43. 1922. — *Marie, Aug. u. Pelletier, M.:* Les membres fantômes chez les amputés délirants. Bull. de l'inst. gén. psychol. 5. Juni 1905, Nr. 3, Extrait 15 p.). — *Marie, Pierre:* De l'ostéoarthropathie hypertrophiante pneumique. Rev. de méd. 10. 1890, janvier Extr. broch.; Semaine médic. 1906, S. 242, note de la col. III. — *Martin, Rudolf:* Lehrbuch der Anthropologie. Jena: Fischer 1914. — *Martius, J. M.:* Unterricht von der Magia naturali und derselben medizinischen Gebrauch. Frankfurt u. Leipzig 1851. — *Mathes:* Konstitutionstypen des Weibes. Im Handbuche der Biologie u. Pathologie des *W. von Halban-Seitz.* 1924. — *May (Meyen), Philipp:* Chiromantia medica. Dresden u. Leipzig 1697. — *Mélompus:* Siehe *Vaschide,* S. 65 u. 109. — *Miles, Caroline:* A Study a Individual Psychology. Americ. journ. of psych. 6, 4, 534—558. 1895. — *Moldenaire:* Siehe *Vaschide,* Seite 59. — *Morawitz, P.:* Klinische Diagnostik. Leipzig: F. C. W. Vogel 1920. — *Mousseaux, Gougenot des:* La Magie au XIXe. siècle. — *Müller, Otfried:* zit. bei *Kretschmer.* — *Munier:* Etude sur la main et la taille d'indigènes asiatiques. Mém. de la soc. d' Anthropol. Paris 1888. — *Münsterberg, H.:* Siehe *Vaschide,* Seite 478. — *Naval, Margret:* Hand als Charakterspiegel. Weimar 1922. — *Nettesheim (Agrippa v.):* 1600 „De incertitudine et vanitate scientiarium". Antwerpen 1530; De Occulta philosophiae. Colon. Agrip. 1531—1533; Opera in duos tomos digesta. Lugd. 1600. — *Newton:* Siehe *Vaschide,* Seite 81. — *Nietzky, Adam:* Elementa pathologiae universae. Halle 1766. — *Niquet, Pater:* Siehe *Vaschide,* Seite 36 u. 59. — *Obici:* Riv. di Patologia nerv. e mentale. 7, 289. Juli 1897; Riv. di Freniatria 4. 1897. — *Oppenheim:* Lehrbuch der Nervenkrankheiten, 7. Aufl. Berlin: S. Karger 1923. — *Pamphilius:* Siehe *Vaschide,* Seite 59. — *Papillon:* Des interprétations délirantes et des hallucinations chez les amputés aliénés. Thèse de Lyon 1905. — *Papus:* Traite méthodique des sciences occultes. Bibl. Chacornac 1882. Collection des articles pupliés dans le Figaro. — *Paracelsus:* Opera. Straßburg: Ed. Huser 1603. — *Paré, Ambr.* XIX, 31 Encyclopédie. — *Pascal:* Le signe de la main et le signe de la poignée de main dans la démence précose. Arch. de neurol. 36, I,

152. 1914. — *Perruchio 1663:* La chiromancie, la physionomie et la géomancie avec la signification des nombres, et l'usage de la Roue de Pythagore par la science, Paris. — *Pitres:* Les sensations illusoires des amputés. Arch. de méd. et psych. 1889. — *Charcot* u. *Pitres:* Sur quelques controverses de la doctrine des localisations cérébrales. Arch. clin. de Bordeaux, sept. 1894. — *Plato:* Siehe *Vaschide*, Seite 43 u. 54. — *Plinius:* Siehe *Vaschide*, Seite 118, 135 u. 352. — *Pöch, Hella:* Über Handlinien. Mitt. d. Anthropol. Ges. Wien 1925, S. 133ff. — *Polaillon:* Main, Pathologie. Dict. encycl. des sciences méd. 4, 119—161.—Main, anatomie. Dict. encycl. des sciences méd. 4, 4—34. 1871. — *Poll, H.:* ref. in: Zentralbl. f. d. ges. Neurol. u. Psychiatrie **4, 27** u. **29**; Ges. f. Psychiatrie u. Nervenheilk., Berlin. Sitzung v. 19. II. 1912; 14. XI. 1921 u. 12. VI. 1922; Fingeravtryk og arvelighets forskning. Naturen (Bergen) Juni 1922. — *Porta (Giambattista della):* La Magie naturelle en quatre livres. Lyon 1650; Magia naturalis. Antwerpen 1561; La Fisionomia dell' huomo e la celeste. Venedig 1652. — *Du Prel, Karl:* Der Spiritismus. Leipzig. — *Ptolemaeus, Claud.:* Quadripartitum. Nürnberg 1535. — *Purkinje:* Comentatio de examine physiologico organi visus et systematis cutanei. Breslau 1823. — *Regnault, R.:* La courbure des doigts de la main et mouvements d'opposition. Cpt. rend. des séances de la soc. de biol. 9. XI. 1894, S. 215 nach *Vaschide*; Empreintes de mains humaines dans la grotte de Gargas (Hautes-Pyrénées.) Bull. et mém. d' Anthropol. Paris 1906. — *Reichlin-Waldegg:* Die deutschen Volksbücher von Johann Faust und Christoph Wagner 1849. — *Reuchlin:* De arte cabbalistica. Hagenau 1517. — *Richer, P.:* Anatomie artistique 1890; Physiologie artistique de l'homme en mouvement. Paris: Doin; De la forme du corps en mouvement. Nouvelle Iconographie de la Salpétrière, Mars et Avril 1895; Canon des proportions du corps humain. Paris: Delagrave 1893; Dialogues sur l'art et la science (Nouvelle Revue). La Revue de l'art ancien et moderne 1897. — *Richter, J. P.:* The literary works of Leonardo da Vinci. London: Searle et Rivington 1883. — *Del Rio:* Siehe *Vaschide*, Seite 33, 59, 60, 61 u. 104. — *Rocca (Coclès Barthélemy della):* Compendium physiognomiae. Straßburg 1504, 1533 u. 1546. — *Rominger, E.* u. *Ganther:* Über die Bedeutung der Handleistenbildung für die Zwillingsforschung. Zeitschr. f. Kinderheilk. **36**, H. 4/5, 1924. — *Ronphile:* La chiromancie naturelle. Übers. v. *Rampalle*. Paris 1666. — *Roubinowitsch, M.* u. *Regnault de la Soudière, L.:* Deux cas de neuvrofibromatose familiale, dont un avec cheiromégalie unilatérale. Neurol. Iconogr. **27, 327.** 1916. — *Royer, Clémence:* Force musculaire chez les nouveaux-nés. Soc. Antropol. 4. fév. 1892, S. 63. — *Savonarola:* Biographie von *Schnitter*. Siehe *Vaschide*, Seite 36 u. 57. — *Sayce, Archib. Henry:* The Astronomy and Astrology of the Babbylonia. I. Transaction of the Society of Biblical Archaelogy **3**. 1874. — *Schiller, Fr. v.:* Siehe *Vaschide*, Seite 19. — *Schlaginhaufen, O.:* Über das Leistenrelief der Hohlhand- u. Fußsohlenfläche der Halbaffen, Affen u. Menschenrassen. Ergebn. d. Anat. u. Entwicklungsgesch. **15**. 1906. — *Schneickert, H.:* Die monodaktyloskopische Registratur der Berliner Kriminalpolizei. Groß' Arch. f. Kriminol. 1916. — *Schott:* Magia Universalis naturae et artis. Bd. 1—3, Herbipolis, 1687. — *Séguin, Ed.:* Traitement moral, hygiène et éducation des idiots et des autres enfants arriérés. Prog. méd. 1906, S. 108, 374 u. 485. Paris; Education psycho-physiologique d'une main idiote. Bull. d'éduc. spéciale **3**. 1895. — *Selling:* Main de prédicateur bei multipler Sklerose (Charcot). Münch. med. Wochenschr. 1906, Nr. 17. — *Semon, R.:* Die Fußsohle des Menschen. Arch. f. mikr. Anat. **82**, Abt. 2. 1913. — *Sicler, Adrian:* La chiromancie royale et nouvelle. Lyon: Daniel Gayet 1566 od. 1666. — *Sollier:* Sur une affection singulière du système nerveux caractérisée essentiellement par de l'hypertrophie des extremités des membres, des phénomènes paralytiques, et des troubles variés de la sensibilité. France méd. 1889, Nos. 68/69. — *Sommer:* Zeitschr. f. Psychol. u. Physiol. d.

Sinnesorgane **16**, S. 175—247. — *Souques* et *Leclerc:* Un cas de bidactylie de la main droite par amputation congénitale. Iconographie de la Salpétrière, Paris 1899. — *Sprenzel, K.:* Versuch einer pragmatischen Geschichte der Arzneikunde Bd. 3/4, Halle 1827. — *Steinberg:* Wien. klin. Wochenschr. **31**. 1915. — *Störring, G. W.:* Philosophische Studien Bd. 12, S. 475—525. Zur Lehre vom Einfluß der Gefühle auf die Vorstellungen und ihren Verlauf. — *Stransky, E.:* Fingernagel, Fingernagelglied, Rassen und Konstitution. Jahrb. f. Psychiatrie u. Neurol. **45**, H. 3, 1927. — *Strümpell, A. v.:* Spezielle Pathologie und Therapie der inneren Krankheiten Bd. **1**, S. 363. 1894. — *Taisnier, Joh.:* Opus mathematicum 1562. — *Tardieu:* Mémoire sur les modifications physiques et chimiques que détermine l'exercise des diverses professions, pour servir à la recherche médicolégale de l'identité. Ann. d'hyg. **42**. Les stigmates professionnels. — *Thomas, M. P. Félix:* Marie Heurtin. Rev. de Paris 1. I. 1901; cité par *Vaschide*, S. 207/208. — *Tibertus:* Siehe *Antiochus.* — *Tiefensee, Kurt:* Die Reflexe an den oberen Extremitäten. Arch. f. Psychiatrie u. Nervenkrankh. **74**, H. 1, 1925. — *Trauner* u. *Rieger:* Arch. f. klin. Chir. **137**, 659. 1925. — *Tricassus Patricius:* Siehe *Vaschide*, Seite 58, 65 u. 109. — *Valla, Georgius:* Siehe *Vaschide*, Seite 42 u. 57. — *Vaschide, N.:* Essai sur la psychologie de la main. Paris 1909. Année Psychol. 97 od. 98; La crampe des écrivains Conférence à l'Ecole de graphologie de Mme. Salberg juin 1907; Recherches expérimentales sur la sensibilité musculaire". Cpt. rend. Congrès de Psychologie expérimentale des Paris. — *Vaschide, N.* u. *Binet:* Année psychol. **4**, S. 194. — *Vaschide, N.* u. *Rousseau:* Recherches expérimentales sur une nouvelle form de la sensibilité tactile. La Trichestésie. Bull. de l'inst. gén. psychol. 1902. — *Vaschide, N.* u. *Vurpas:* Ann. di Nevrologia. Fasc. **1**, 1—73. 29—34, 45—52. 1903. — *Veden:* Archivio de Psychiatria sciente Penalia ed anthropolog. criminale 1903 u. 1906. — *Vernon:* De la main des ouvriers. Paris 1862. — *Vierordt, Hermann:* (Ortssinn—Entwicklung). Rachitis und Osteomalazie. Hölder 1896. — *Villebrun:* Des ongles, leur importance en médecine judiciaire. Thèse Fac. Méd. Lyon 1883. — *Waitz:* Anthropologie der Naturvölker. Bd. 1, 2. — *Wartenberg, R.:* Daumenmitbewegungsphänomen als Pyramidenzeichen. Klin. Wochenschr. Jg. 6, H. 9. 1927. — *Weber, E. H.:* De pulsu, resorpsione, auditu et tactu 1864. — *Weiß, Leo:* Kretschmers Körperbau und Charakter. Eine kritische Betrachtung der bisherigen Ergebnisse. Zentralbl. f. d. ges. Neurol. u. Psychiatrie **46**, H. 11/12, 1. Juni 1927. Siehe daselbst auch weitere Literatur über Konstitutionsforschung. — *Weißenfeld, F.:* Beiträge zum Problem Körperbau und Charakter. Zeitschr. f. Neurol. u. Psychiatrie. **96**. 1925. — *Wexberg, E.:* Kriegsverletzungen der peripheren Nerven. Zeitschr. f. d. ges. Neurol. u. Psychiatrie **18**, H. 4/5, 1919. — *Widmann, J.:* Faustbuch 1550. — *Wilder, H. H.:* Racial Differences in Palm and Sole Configuration American Anthropologist. N. S. **6**. 1904; Palm and Sole Studies. Biol. Bull. **30**. 1916.